Huberta Eder
Henning Schott

Bessere Ernährung für Dialysepatienten

Punkt für Punkt leicht gemacht

Bibliografische Information Der Deutschen Bibliothek

Die Deutsche Bibliothek verzeichnet diese Publikation in der Deutschen Nationalbibliografie; detaillierte bibliografische Daten sind im Internet über <http://dnb.ddb.de> abrufbar.

ISBN 978-3-87409-445-0

Die Informationen in diesem Buch wurden mit größter Sorgfalt zusammengestellt. Trotzdem können Fehler nicht ausgeschlossen werden.
Für fehlerhafte Angaben und deren Folgen wird daher weder eine juristische Verantwortung noch irgendeine Haftung übernommen.

Unser besonderer Dank gilt Frau Waltraud Küntzle, Ludwigsburg, für wertvolle Anregungen.

Illustrationen: Elke von Boeselager, Berlin

5. Auflage 2007

Kaiserstraße 41, 55116 Mainz
www.kirchheim-verlag.de

Inhalt

Einführung

Nur Farben und Punkte - wie benutze ich dieses Buch? 7

Allgemeine Grundlagen

Gesunde Niere und Künstliche Niere 12

Prinzipien der Ernährung für den Dialysepatienten 13

Wer zu wenig (Kalorien) ißt, baut (sein Eiweiß) ab 14

Kalium – zuviel davon bringt Ihr Herz aus dem Takt 17

Vier wichtige Grundregeln für eine kaliumarme Ernährung 18

Phosphat und Kalzium - hier geht es an die Knochen 21

Flüssigkeit und Salz - eine durstige Angelegenheit 24

Wie entsteht Durst und was hilft dagegen? 25

Vitamine und Ballaststoffe – wichtige Extras 27

Ein Gläschen in Ehren ... 28

Diabetes mellitus und Dialyse 29

Peritonealdialyse-Patienten haben es mit der Ernährung leichter 30

Punktetabellen mit Praxistips und Rezepten

Fleisch	36
Wurst	40
Fisch und andere Meerestiere	44
Käse	48
Milch	52
Ei	56
Brot, Kuchen, Mehl, Nudeln, Reis, Müsli, Puddingpulver	58
Backtriebmittel	66
Kartoffeln	70
Gemüse, Salate, Hülsenfrüchte	74
Kräuter, Gewürze, Salatsoßen, Pilze	78
Obst, Nüsse, Samen	86
Süßes	90
Fette	94
Getränke	96

Praktische Hilfen

Tips gegen den Durst 102

Tageskostplan 104

Empfehlenswerte Gerichte 106

Lieblingsgerichte müssen nicht verboten sein 108

Was kann ich im Restaurant oder Café bestellen? 110

Selbsthilfe durch Vereine für Dialysepatienten 113

Lebensmitteltabelle anrechnungspflichtiger Kohlenhydrate 114

Literaturhinweise und Buchempfehlung 121

Verzeichnis der Rezepte 122

Gewidmet allen Dialysepatienten,
die Freude am Essen und Trinken
haben wollen.

Nur Farben und Punkte – wie benutze ich dieses Buch?

Diäääät! Wer hört das gerne und wer hält sich schon dran?
Dialysepatienten? Die müßten es doch eigentlich! Bei all den schlimmen Folgen, die ihnen von ihrem Arzt, der auch kein Kostverächter ist, angedroht werden.
Trotzdem geht's ja meistens gut. Viele gehen bis an die Grenze, fahren mit heißen Reifen und schaffen die Kurve dann doch noch. So gerade eben! Mit drei, vier Kilo mehr auf der Waage. Mit tauben Lippen, schweren Beinen und einem nicht mehr ganz so taktvoll schlagenden Herzen; was ein Kalium über sechs eben so mit sich bringen kann.
Dabei geht es auch anders. Richtiges Essen und Trinken ohne drohenden Zeigefinger, ohne Tabellenwerke und ohne Taschenrechner. Nur Punkte! Je mehr Punkte, desto mehr ist drin an Kalium oder Phosphat. Nicht soviel Punkte wie in Flensburg oder in der Bundesliga, sondern höchstens fünf. Und das in vier Stufen: 0, 1, 3 oder 5 Punkte. Lebensmittel mit 0 oder 1 Punkt sind für den Dialysepatienten wie geschaffen (also Ampel auf Grün), mit 3 Punkten geht's auch noch, nur nicht mehr so üppig, und erst mit 5 Punkten (Ampel auf Rot) ist ein Druck aufs Bremspedal angesagt. Sonst gibt's ein Strafmandat wegen Überschreitung von Blutwerten. Bei mehr als 5 Punkten (durchkreuzte „dunkel"-rote Ampel) ist der Führerschein weg.
Und das Ganze auf Portionen bezogen, nicht auf „100 g eßbarer Anteil", wie Sie es oft lesen können. Wer ißt schon 100 g Petersilie oder 100 g Butter?
Doch wird es dadurch nicht viel zu ungenau? In den Tabellen steht doch aufs Milligramm genau, was drin ist. Und jetzt nur die paar Punkte? In Wirklichkeit sind die superexakten Milligrammwerte nur errechnete Mittelwerte aus einer größeren Zahl von Analysen. Dabei kann es riesige

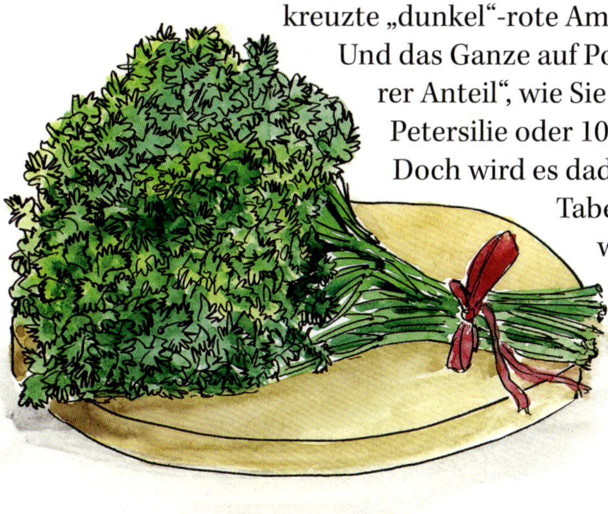

Schwankungsbreiten bis zu 50 % geben. Dies ist auch verständlich, denn der Kalium- und Phosphatgehalt von Lebensmitteln hängt von vielen Faktoren ab. Bei Gemüse, Kartoffeln und Obst sind dies beispielsweise die Sorte, der Boden und die Art der Düngung, das Klima, der Reifezustand und die Anzucht im Freiland oder im Gewächshaus. Dazu kommen die Lagerung und besonders die Art der Zubereitung, die bei Fertigprodukten für den Verbraucher schwer zu durchschauen ist.
Wieviel Kalium und Phosphat also der Apfelbrei, den Sie kaufen oder selber machen, wirklich enthält, sagt Ihnen auch die beste Nährwerttabelle nicht. Sie täuscht Genauigkeit nur vor. Tatsächlich gibt sie nur Größenordnungen an, die wir in diesem Buch in eine einfache und einprägsame Punktbewertung umgesetzt haben.

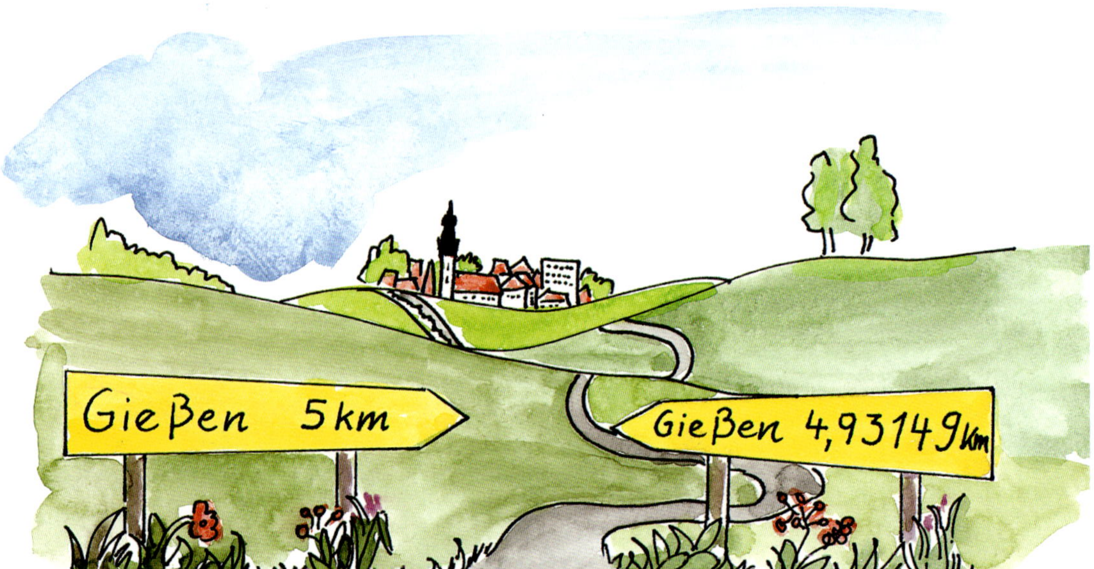

Damit arbeiten Sie sehr viel leichter und müssen nicht einen sinnlosen Diätplan bis auf den letzten Brotkrümel oder Milchtropfen austüfteln. Weil außerdem alles auf Portionen bezogen ist, müssen Sie sich nur die Ampelfarben merken:

Grün = „Freie Fahrt". Empfehlenswert, aber auf die Anzahl der Portionen achten.

Gelb = „Geht noch". Ebenfalls empfehlenswert, aber wenn möglich, durch Lebensmittel oder Zubereitungen mit grünem Punkt ersetzen.

Rot = „Abbremsen, aufpassen". Möglichst durch Gelb oder Grün ersetzen.

Für die Eiweißquellen Fleisch und Fisch läßt sich jedoch ein roter Phosphatpunkt in der täglichen Kost nicht vermeiden, da es nur wenig Alternativen (z.B. Quark, Ei) dafür gibt. Die Eiweißzufuhr jedoch wird dadurch in wünschenswerter Höhe besser erreicht.

Durchkreuztes Rot = Verbot! Nicht verzehren!

Wer sich mit seiner Ernährung intensiver beschäftigt und einen Tageskostplan aufstellen will, kann nach diesem Punktesystem auch erstaunlich genau arbeiten.

Die Punkte sind wie folgt vergeben:

Durchschnittlich entspricht 1 Kaliumpunkt 75 mg Kalium

0,2	0,2 Punkte bedeuten	0 - 30 mg	Kalium pro Portion (5 Portionen ergeben 1 Punkt)
1	1 Punkt bedeutet	30 - 150 mg	Kalium pro Portion
3	3 Punkte bedeuten	150 - 300 mg	Kalium pro Portion
5	5 Punkte bedeuten	300 - 450 mg	Kalium pro Portion
✗	über 5 Punkte bedeuten	über 450 mg	Kalium pro Portion

Sie sollten möglichst nicht mehr aufnehmen als höchstens 26 Kaliumpunkte pro Tag, das sind 1.900 - 2.000 mg Kalium.

Durchschnittlich entspricht 1 Phosphatpunkt 50 mg Phosphor

0,2	0,2 Punkte bedeuten	0 - 30 mg	Phosphor pro Portion
		(5 Portionen ergeben 1 Punkt)	
1	1 Punkt bedeutet	30 - 100 mg	Phosphor pro Portion
3	3 Punkte bedeuten	100 - 200 mg	Phosphor pro Portion
5	5 Punkte bedeuten	200 - 300 mg	Phosphor pro Portion
✗	über 5 Punkte bedeuten	über 300 mg	Phosphor pro Portion

Für Phosphat beträgt die praktikable Obergrenze höchstens 24 Phosphatpunkte pro Tag, das sind 1.200 mg Phosphor.

Gesunde Niere und Künstliche Niere

Neben der Produktion von Hormonen und Wirkstoffen, wie Erythropoetin (EPO), D-Hormon und Renin, ist die Hauptaufgabe der gesunden Nieren die Ausscheidung von Wasser und zahlreichen darin gelösten Substanzen wie Harnstoff, Kreatinin, Natrium, Kalium, Chlorid und Phosphat. Gleichzeitig wird dabei die Säure-Basen-Zusammensetzung des Körpers reguliert:

Während die gesunden Nieren Wasser und harnpflichtige Stoffe, sobald sie anfallen, aus dem Körper entfernen, kann die Künstliche Niere diese Funktion nur teilweise ersetzen. Dies geschieht bei der Blutwäsche (Hämodialyse) nur in Abständen von zwei bis drei Tagen. In der Zwischenzeit sammeln sich diese Stoffe im Körper an und können kritische Werte erreichen. Besonders problematisch ist dies bei Wasser, Kalium und Phosphat. Deren Aufnahme mit der Nahrung muß deswegen zwangsläufig begrenzt werden, weil sonst kurzfristig oder langfristig schwere Gesundheitsschäden am Herz-Kreislauf-System und an den Knochen eintreten können.

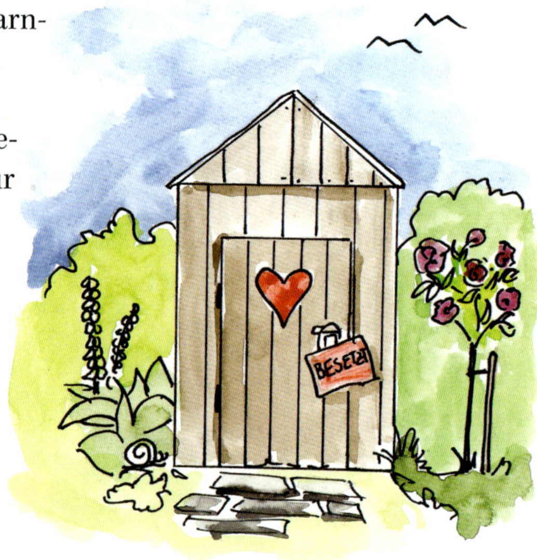

Ihr Wohlbefinden als Dialysepatient hängt ganz erheblich von einer richtigen Ernährung ab.

Prinzipien der Ernährung für den Dialysepatienten

In den Monaten und Jahren, bevor Sie dialysiert wurden, mußten Sie oft viel trinken und den Eiweißverzehr einschränken, um die kranken Nieren zu schonen. Besonders die Eiweißbegrenzung hat bis zum Widerwillen gegen die verordneten Mahlzeiten geführt.

Mit Beginn der Dialyse sieht es jetzt anders aus. Auf die zerstörten Nieren muß keine Rücksicht mehr genommen werden. Die Eiweißbeschränkung entfällt, es wird sogar eine gute Eiweißversorgung empfohlen, um den Verlust bei der Dialyse auszugleichen und den Abbau von körpereigenem Eiweiß zu verhindern. Dies macht den Speisezettel sehr viel abwechslungsreicher als vorher. Wegen des Vitaminverlustes bei der Dialyse wird sogar besonderer Wert auf eine vollwertige Mischkost gelegt, die neben ausreichend Obst und Gemüse in frischer Form auch ausreichend Kalorien enthalten sollte. Leider müssen Sie aber auf die schädliche Ansammlung von Kalium, Phosphat und Wasser zwischen den Dialysen achten. Dies erfordert neue Einschränkungen. Mit Hilfe der Punktetabellen, der Praxistips und der Rezepte können Sie aber viele Ihrer Lieblingsgerichte so abwandeln, daß Ihre Gesundheit keinen Schaden nimmt und die Freude am Essen bleibt. Wie Sie im einzelnen mit den Problemsubstanzen und Lebensmittelgruppen umgehen sollten, werden Sie in den folgenden Kapiteln erfahren.

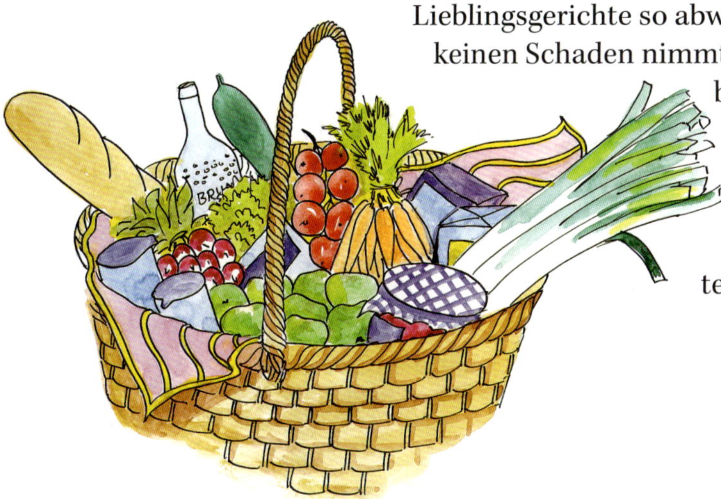

Wer zuwenig (Kalorien) ißt, baut (sein Eiweiß) ab

Dialysepatienten haben einen erhöhten Eiweißbedarf, weil durch die Behandlung an der Maschine jedes Mal über 10 g Eiweißbausteine (Aminosäuren) verloren gehen. Dazu kommt, daß der Dialysepatient durch seinen gestörten Stoffwechsel oft übersäuert ist und auch zwischen den Dialysen sein Körpereiweiß verstärkt abgebaut wird. Verschlimmert wird diese bedenkliche Entwicklung durch eine zu geringe Zufuhr von Kalorien mit der Nahrung, wovon besonders ältere Patienten, die oft zu wenig essen, betroffen sind.
Dann muß der Körper die benötigten Kalorien zum Teil aus seinen eigenen kostbaren Eiweißvorräten decken. Als Folge dieser eiweißverbrauchenden Prozesse nimmt die Muskelmasse ab und die Abwehrkräfte werden geschwächt.
Sie können diesen Vorgang aber durch einen ausreichenden Verzehr von eiweiß- und kalorienreichen Lebensmitteln verhindern. Anders als in der Zeit vor der Dialyse müssen Sie jetzt erfreulicherweise keine Eiweißeinschränkung mit strenger Diät mehr einhalten. Im Gegenteil: die jetzt empfohlenen eiweißreichen Nahrungsmittel wie Fleisch, Fisch und Käse machen Ihren Speiseplan abwechslungsreicher und schmackhafter. Täglich sollten Sie 1,2 g Eiweiß pro Kilogramm Körpergewicht aufnehmen.

Wie können Sie mit diesem Zahlenwert umgehen?

1. Sie errechnen den Eiweißbedarf für Ihr Körpergewicht. Wenn Sie 60 kg wiegen, müssen Sie 1,2 g mit 60 malnehmen, also 1,2 g x 60 = 72 g Eiweiß, die Sie täglich essen sollten. Legen Sie beim Körpergewicht Ihr Sollgewicht zugrunde. Bei vorhandenem Unter- oder Übergewicht sollte Ihr Arzt das gewünschte Körpergewicht festlegen.
2. Weil kein Lebensmittel nur aus Eiweiß besteht, müssen Sie wissen, wie hoch der jeweilige Eiweißanteil ist. Damit Sie es leichter haben und ohne Lebensmitteltabellen und Taschenrechner auskommen, geben wir Ihnen folgende Faustregel:

Durchschnittlich enthalten		
100 g	**Fleisch, Fisch (Rohgewicht); Schnittkäse**	**20 g Eiweiß**
100 g	**Wurst, Ei, Quark, Weichkäse, Nudeln (Rohgewicht)**	**13 g Eiweiß**
100 g	**Brot, Kuchen, Reis**	**8 g Eiweiß**
100 g	**Gemüse, Kartoffeln, Obst**	**1 g Eiweiß**

Jetzt können Sie Ihren unter 1. errechneten täglichen Eiweißbedarf (im Beispiel sind es 72 g bei 60 kg Körpergewicht) selbst zusammenstellen, zum Beispiel so:

120 g	**Fleisch oder Fisch (Rohgewicht)**	**1,2 x 20 g =**	**24 g Eiweiß**
100 g	**Wurst, Ei, Quark, Weichkäse**		**13 g Eiweiß**
100 g	**Nudeln (Rohgewicht)**		**13 g Eiweiß**
250 g	**Brot und Kuchen**	**2,5 x 8 g =**	**20 g Eiweiß**
200 g	**Gemüse und Obst**	**2 x 1 g =**	**2 g Eiweiß**
		zusammen	**72 g Eiweiß**

Für den Alltag reicht es aus zu wissen, daß ohne die eiweißreichen Lebensmittel Fleisch, Fisch und Käse der Eiweißbedarf kaum zu decken ist. Im Beispiel oben besteht ein Drittel des Eiweißes aus Fleisch oder Fisch. Andererseits enthalten Gemüse und Obst fast kein Eiweiß. Fleisch, Fisch und Käse, aber auch Wurst, Ei, Frischkäse, Quark und Nudeln sollten auf Ihrem Speisezettel also nicht zu kurz kommen.
Die Freude über den fast ungebremsten Eiweißverzehr wird ein wenig getrübt, weil an Eiweiß recht viel Phosphat gebunden ist, das beim Dialysepatienten den Knochen schadet (siehe Kapitel Phosphat und Kalzium). Sie sollten also den empfohlenen Eiweißbedarf nicht wesentlich überschreiten. Wenn Sie außerdem auf besonders phosphatreiche Produkte (siehe Punktetabellen) verzichten, können Sie Ihre Phosphataufnahme in den geforderten Grenzen halten.
Bei höherem Eiweißbedarf stehen phosphatfreie Eiweißsupplemente zur Verfügung.

Eine ausreichende Eiweißzufuhr ist wichtiger als eine streng phosphatarme Ernährung.

Jetzt zu den Kalorien!
Zuwenig davon führen ebenfalls zum Eiweißabbau. Auch hier gibt es wie beim Eiweiß einen für den Dialysepatienten empfohlenen Wert:
Täglich sollten es 35 kcal pro kg Körpergewicht sein!
Wieder ein Wert, mit dem man als Laie in der Praxis wenig anfangen kann. Doch zwei einfache Regeln helfen weiter:

1. Die mit Abstand meisten Kalorien stecken in Fetten und Ölen: direkt erkennbar in Butter, Margarine, Sahne und Speiseölen, versteckt in Wurst, Käse, Fleisch, Fischen und Nüssen.

2. Ob Ihr Körpergewicht im normalen Bereich liegt, können Sie leicht ausrechnen: Sie müssen Ihr Sollgewicht (Trockengewicht)(in kg) nur zweimal nacheinander durch Ihre Körpergröße (in m) teilen.

Körpergewicht (kg) : Körpergröße (m) : Körpergröße (m)
Bei Normalgewichtigen liegt der sich hieraus ergebende Wert zwischen 19 und 25. Tiefere Werte bedeuten Untergewicht, höhere Werte Übergewicht.

Zwei Beispiele dazu:
Sollgewicht 52 kg, Größe 1,70 m. 52 : 1,70 : 1,70 = 18, also Untergewicht.
Sollgewicht 75 kg, Größe 1,70 m. 75 : 1,70 : 1,70 = 26, also Übergewicht.

Bei Übergewicht müssen Sie mit Koch- und Streichfetten und Sahne sparsam umgehen und bei Wurst, Käse, Fleisch und Fisch auf fettarme Produkte umsteigen.
Bei Untergewicht sollten Sie vermehrt wertvolle Margarine, Öle und Sahne verzehren (siehe Erläuterungen zur Punktetabelle „Fett“).

Kalium – zuviel davon bringt Ihr Herz aus dem Takt

Kalium ist ein lebenswichtiges Element. Im Blutserum muß es zwischen 3,6 und 4,8 Millimol pro Liter vorhanden sein. Wird dieser Wert überschritten, spricht man von einer Kaliumvergiftung (Hyperkaliämie). Als Folge davon wird die Weiterleitung von Nervensignalen gestört. Dies kann zu Muskellähmungen führen; beim Herzmuskel bedeutet dies Herzstillstand und Tod. Da die Vorboten einer beginnenden Kaliumvergiftung (Taubheitsgefühl besonders im Gesichtsbereich, Muskelzittern, steife Beine, langsamer Puls, Herzrhythmusstörungen) nicht immer auftreten oder nicht richtig erkannt werden, besteht Lebensgefahr.
Die Ursache für eine Hyperkaliämie liegt beim Dialysepatienten fast immer in einer falschen, zu kaliumreichen Ernährung. Außerdem steigt der Kaliumspiegel, wenn Körperzellen abgebaut oder zerstört werden und die darin enthaltenen großen Kaliummengen ins Blut gelangen. Dies geschieht bei zu geringer Kalorienzufuhr sowie bei Muskelverletzungen und Blutergüssen. Auch bei einer Übersäuerung (Azidose) wird Kalium aus den Zellen ins Blut abgegeben.

Ausgehend vom Kaliumgehalt im Blut wird die tägliche Kaliummenge individuell bestimmt. Bei erhöhten Kaliumwerten ist die Einschränkung der täglichen Kaliumaufnahme durch Essen und Trinken auf höchstens 2.000 Milligramm eine der wichtigsten Maßnahmen, um lebensbedrohliche Komplikationen zu vermeiden. Abhängig von der Kaliumkonzentration im Blut vor der Dialyse muß eventuell die erlaubte Kaliummenge auch auf Werte unter 2.000 Milligramm pro Tag reduziert werden. Wenn die Nieren aber noch eine Restfunktion haben und noch etwas Kalium ausscheiden können, kann andererseits die erlaubte Kaliummenge, abhängig vom Blutwert, etwas höher sein.

Auch während der Dialyse darf die Kaliumeinschränkung nicht völlig ignoriert werden, so wie Sie auch während der Dialyse nicht beliebig viel trinken dürfen. Wenn Sie großes Verlangen nach kaliumreichen Lebensmitteln haben, sollten Sie darauf achten, daß sie zu Beginn der Dialyse verzehrt werden und daß sie leicht verdaulich sind. So kann das Kalium noch während der Dialyse vom Darm ins Blut aufgenommen und von dort über die Kapillare herausdialysiert werden.

Vier wichtige Grundregeln für eine kaliumarme Ernährung

1. **Richtige Lebensmittelauswahl nach den Tabellen treffen.**

2. **Täglich Ausgleich schaffen** zwischen unterschiedlich kaliumreichen Speisen:
   Wenn Sie auf kaliumreiche Lieblingsgerichte nicht gerne verzichten wollen, müssen Sie am gleichen Tag durch andere kaliumarme Speisen einen Ausgleich schaffen.
   Am Ende sollte die Punktzahl von etwa 26 Kaliumpunkten als Höchstgrenze nicht überschritten werden.

3. **Einhalten der Portionsgrößen,** wie sie in den Tabellen angegeben sind.

4. **Richtige Zubereitung**
   Kalium ist sehr gut wasserlöslich und kann durch Wässern oder Flüssigkeitsentzug aus den Lebensmitteln herausgelöst werden. Durch Hitze oder andere Maßnahmen läßt sich Kalium nicht zerstören.

Durch Wässern und anschließendes Kochen kann etwa die Hälfte des Kaliums aus Obst, Gemüse, Kartoffeln und Getreide entfernt werden. Dafür gibt es folgende Regeln:

- *möglichst klein schneiden*
- *viel Wasser nehmen*
- *kurz auf etwa 70 °C erhitzen* (falls Lebensmittel dafür geeignet sind) und für eine bestimmte Zeit langsam abkühlen lassen
- *Wasser wechseln*
- *Wasser für den Dialysepatienten nicht weiter verwerten*, weil darin Kalium gelöst ist

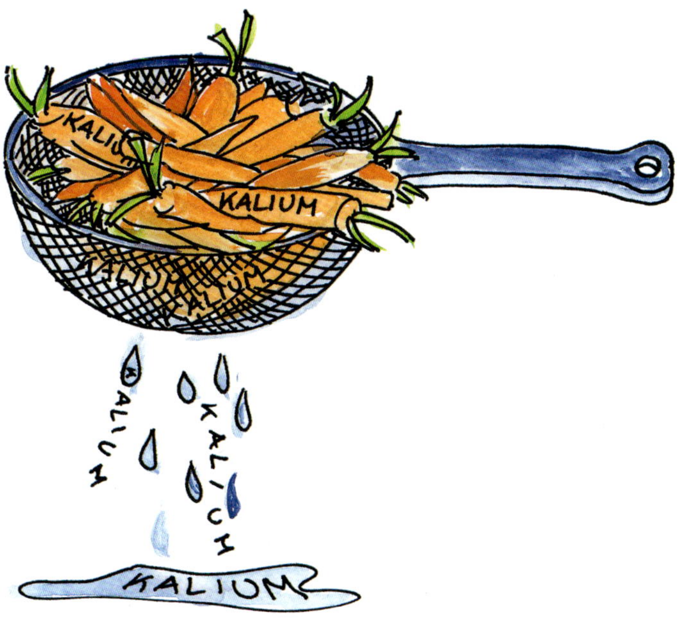

Für Kartoffeln wurde das Wässerungsverfahren von *Björn Schott* so optimiert, daß rund 80 % des Kaliums ohne größeren Geschmacksverlust herausgelöst werden können. Die Anleitung dazu finden Sie unter Praxistipp bei „Kartoffeln" auf Seite 72 beschrieben.
Bei Obst- und Gemüsekonserven (Glas oder Dose) geht etwa ein Drittel bis zur Hälfte des Kaliums in die Flüssigkeit, die dann aber nicht mitverzehrt werden darf.
Eine ähnliche Kaliumreduktion um maximal ein Drittel erfolgt bei Tiefkühlkost durch das kurze Eintauchen in heißes Wasser (Blanchieren oder Abbrühen) vor dem Einfrieren und durch das sich bildende Auftauwasser. Wasser nicht mitverwerten! Allerdings wird industriell auch dampfblanchiert - hierbei ist mit keinem so hohen Kaliumverlust zu rechnen.
Ebenso geht beim Kochen, Garziehen und Schmoren von Fleisch oder Fisch je nach Wasserzugabe bis zur Hälfte des Kaliums in den Bratensaft oder Sud über. Das gilt nicht für die Gartechniken Dünsten, Dämpfen, Braten oder Fritieren!

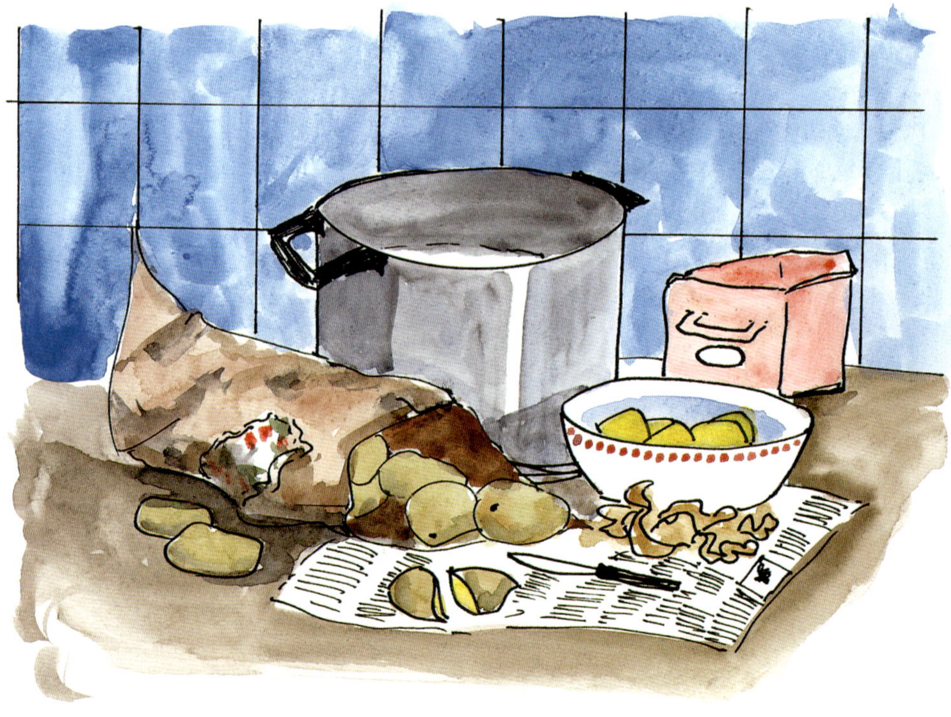

Phosphat und Kalzium - hier geht es an die Knochen

Zusammen mit Kalzium bildet Phosphat die mineralische Grundsubstanz der Knochen und Zähne, ist also in großer Menge im Körper vorhanden. Überschüssiges Phosphat, das aus der Nahrung stammt, wird vorwiegend über die (gesunden) Nieren ausgeschieden. Bei Nierenversagen steigt der Phosphatspiegel im Blut über den Normalwert von 0,8 bis 1,5 Millimol pro Liter an. Dies führt zu einer oft sehr starken Störung bei der Bildung der Hormone, die an der Regulation des Kalzium- und Phosphatspiegels beteiligt sind (D-Hormon, Parathormon). Als Folge werden die Knochen ausgedünnt (entmineralisiert), und Kalziumphosphat lagert sich in den Gefäßen und Weichteilen ab („Verkalkung"). Dieser Prozeß läuft schleichend und in den ersten Jahren unmerklich bei fast jedem Langzeitdialysepatienten ab.
Neben einer guten Dialyse und der Einnahme von Phosphatbindern ist darum eine phosphatarme Ernährung bei allen Dialyseformen von besonderer Bedeutung, auch wenn bei Nichtbeachtung kurzfristig keine negativen Folgen bemerkt werden. Wird die Phosphateinschränkung nicht eingehalten, müssen mehr Phosphatbinder auf Kalzium- und Aluminiumbasis oder die der neuen Generation eingenommen werden. Nehmen Sie Rücksprache mit Ihrem Arzt. Da aber besonders die aluminiumhaltigen Phosphatbinder problematische Nebenwirkungen auch auf den Knochenstoffwechsel haben können, sollte der Dialysepatient durch richtige Ernährung versuchen, wenigstens die Menge der aluminiumhaltigen Phosphatbinder einzuschränken.
Leider ist aber eine streng phosphatarme Ernährung nicht möglich; denn, anders als Kalium, kann Phosphat weder durch Wässern noch durch andere Methoden aus den

Eine phosphatarme Ernährung ist besser als die Einnahme von aluminiumhaltigen Medikamenten.
Phosphatbinder müssen in der entsprechenden Menge mit den Mahlzeiten eingenommen werden.

Lebensmitteln entfernt werden. Der größte Teil des Phosphates ist fest an Eiweiß gebunden, auf das ein Dialysepatient nicht verzichten darf.
Neben einer ausreichenden, aber nicht übermäßigen Eiweißzufuhr sollten Sie darum wenigstens auf die Lebensmittel verzichten, denen bei der Herstellung zusätzlich Phosphat in größeren Mengen zugegeben wird, z. B. Schmelzkäse (Ecken, Scheibletten) und Kochkäse, oder die von Natur aus sehr viel Phosphat enthalten, wie z. B. Leber. Sparsam umgehen sollten Sie mit phosphatreichen Lebensmitteln wie Hartkäse, Hülsenfrüchten, Roggenvollkornbrot und Nüssen.
Dann schaffen Sie es, die tägliche Phosphatzufuhr unter 1.200 Milligramm Phosphor zu halten. Idealwerte von unter 1.000 Milligramm Phosphor pro Tag können Sie bei ausreichender Eiweißzufuhr nicht erreichen.

Getreide, Nüsse und Hülsenfrüchte enthalten viel Phosphat, das hier aber weniger an Eiweiß gebunden ist, sondern als Teil der Phytinsäure vorkommt.
Bei Getreide ist dies genauer untersucht:
1. Phytinsäure wird hauptsächlich in der äußeren Hülle des Getreidekorns gefunden, so daß durch Ausmahlen viel Phytinsäure mit der Kleie und dem Schleifmehl entfernt wird. Je heller und mineralstoffärmer das Mehl ist, desto geringer sein Phytinsäure-Phosphat-Gehalt.
2. Aber auch in Vollkornprodukten ist das Phytinsäure-Phosphat nicht unbedingt störend, denn erst nach Abspaltung des Phosphates aus der Phytinsäure kann das Phosphat über den Darm in den Körper aufgenommen werden. Diese Phosphatfreisetzung durch das Enzym Phytase geschieht bei Vollkornprodukten in wesentlichem Umfang nur bei der Herstellung von Roggenvollkornbrot mit Sauerteig oder anderen Teigsäuerungsmitteln. Hier ist also für den Dialysepatienten Vorsicht angebracht.

Bei anderen Vollkornprodukten, wie Weizenvollkornbrot, Vollkorngrieß und Vollkornteigwaren, Haferflocken und Graupen, wird dagegen durch die Zubereitung kaum Phosphat aus Phytinsäure freigesetzt, so daß bei diesen wertvollen Lebensmitteln weniger auf den Phosphatgehalt als auf den Kaliumgehalt geachtet werden muß.

Lezithinhaltige Stärkungsmittel sind phosphatreich und sollen nicht eingenommen werden.

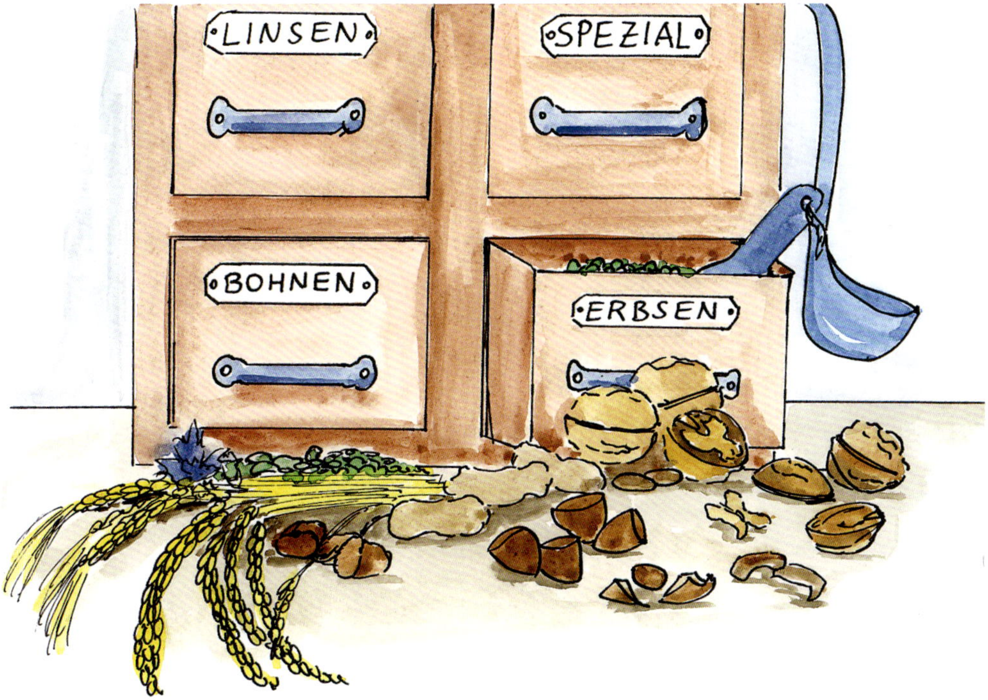

Der ***Kalziumstoffwechsel*** ist eng an den Phosphatstoffwechsel gekoppelt. Entgleist die hormonelle Steuerung des Phosphatumsatzes, ist auch Kalzium betroffen. Während aber die Konzentration von Phosphat im Blut von Dialysepatienten meist ansteigt, kann die Kalziumkonzentration unter den Normalwert von 2,2 bis 2,6 Millimol Kalzium pro Liter fallen.

Über die Nahrung ist die empfohlene Kalziumaufnahme von 1.000 bis 2.000 Milligramm täglich nur schwer zu erreichen, denn kalziumreiche Lebensmittel sind oft auch phosphatreich. Da aber die phosphatarme Ernährung Vorrang hat, wird auch weniger Kalzium aufgenommen. Wenn kalziumhaltige Phosphatbinder oder D-Hormon-wirksame Präparate genommen werden, besteht andererseits die Gefahr einer erhöhten Kalziumaufnahme. Darum wählt der Arzt, je nachdem, ob die Kalziumwerte im Blut zu hoch oder zu niedrig liegen, ein geeignetes Dialysat und entsprechende Phosphatbinder aus.

Flüssigkeit und Salz - eine durstige Angelegenheit

Beim Gesunden wird der größte Teil der aufgenommenen Flüssigkeit und Salze über die Nieren ausgeschieden. Zusätzlich geht Wasser durch Atmung und Schwitzen sowie beim Stuhlgang verloren. Darum muß bei Ausfall der Nierenfunktion die Flüssigkeitsaufnahme eingeschränkt und auf die Restausscheidung, soweit vorhanden, abgestimmt werden. Wird dies nicht beachtet, kommt es zu Ödemen, einer Überlastung des Herz-Kreislauf-Systems und zu Bluthochdruck. Lebensqualität und Lebensdauer nehmen ab.

Maximal erlaubte Flüssigkeitsaufnahme

Tägliche Trinkmenge:
500 bis 800 Milliliter plus Restausscheidung

oder

Zwischen den Dialysen maximal 3 %
des Körpergewichtes zunehmen

Bei 50 kg Körpergewicht also plus 1,5 kg,
bei 80 kg Körpergewicht plus 2,4 kg

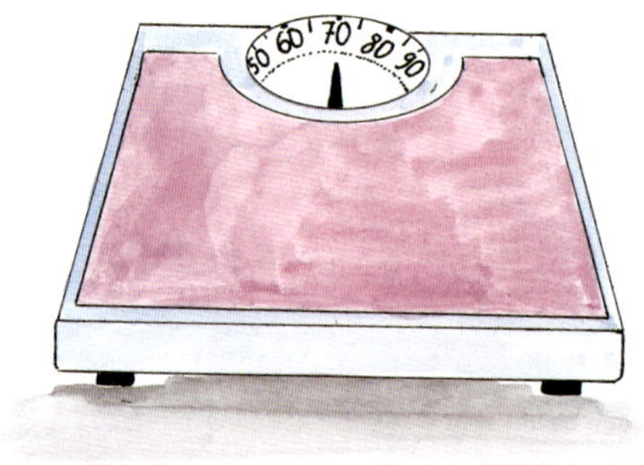

Anfangs sollten die Flüssigkeitsmengen abgemessen werden, später genügt die einfachere und unbestechliche Kontrolle über eine genaue Personenwaage, dem unentbehrlichen, mahnenden Diener eines Dialysepatienten.

In den festen Speisen eines Tagesessens ist ca. 1 Liter Wasser enthalten.

Wie entsteht Durst und was hilft dagegen?

Das Gehirn löst bei einem Natriumspiegel von mehr als 138 mmol/l zwangsläufig Durstgefühl aus. Das Salz ist im Blut und in der Körperflüssigkeit, die die Zellen umgibt, enthalten. Jeder hat diese Erfahrung gemacht und weiß, daß salzreiche Nahrung durstig macht. Schwitzen bei Anstrengung oder an heißen Tagen hat eine ähnliche Wirkung: Schweiß, der nur wenig Salze enthält, wird abgegeben und die Körperflüssigkeit „eingedickt"; dadurch erhöht sich die Salzkonzentration und es entsteht Durst. Der gesunde Körper spült durch Trinken dieses überschüssige Salz über die Nieren wieder heraus.
Da die meisten Dialysepatienten kaum noch Urin produzieren, bleibt das Salz auch nach dem Trinken bis zur nächsten Dialyse im Körper. Um das Blut trotzdem wieder auf den Normalbereich zu verdünnen, müßte pro acht Gramm Kochsalz ein Liter getrunken werden. Bei einem Salzkonsum, der nicht selten über 15 Gramm pro Tag liegt, heißt dies, da Trinken kaum erlaubt ist: ständiger Durst! Durch eine salzarme Ernährung kann also der Durst verringert werden.
Neben Kochsalz, bei dem es sich in erster Linie um Natrium- und Chlorid-Ionen handelt, macht eine erhöhte Konzentration von Zucker (Glukose) ebenfalls Durst. Bei diabetischer Stoffwechsellage muß auf eine gute Blutzuckereinstellung geachtet werden. Stark durstauslösend ist auch ein schneller Entzug größerer Flüssigkeitsmengen, wie er während der Hämodialyse erfolgen kann (durch Freisetzung des Hormons Angiotensin). Wer also zwischen den Dialysen viel Flüssigkeit eingelagert hat, muß an der Maschine besonders stark entwässert werden. Als Folge davon hat der Patient, abhängig vom Dialysat, hinterher sofort wieder Durst und läuft Gefahr, wieder zuviel zu trinken. Wenn er außerdem noch zu salzreich ißt, kommt er aus dem Teufelskreis nicht heraus und muß ständig unter Übergewicht und Durst leiden. Neben einer salzarmen Ernährung hilft hier eine Überprüfung des Natriumgehaltes vom Dialysat und des Sollgewichtes, das vielleicht zu niedrig angesetzt ist.

Im allgemeinen brauchen Sie nicht streng salzarm zu leben. Sie sollten nur auf das Zusalzen und besonders salzreiche Lebensmittel verzichten.

Da Salz auch den Blutdruck erhöhen kann, müssen allerdings Bluthochdruckpatienten beim Salz mehr aufpassen.
Um die folgenden Punktetabellen übersichtlich zu halten, wurde bewußt auf die Angaben des Wasser- und Salzgehaltes der Lebensmittel verzichtet. Anders als bei den Mineralstoffen Kalium und Phosphat, die man nicht schmecken kann und deren Konzentration man daher nachlesen muß, können Salz und Wasser mit Zunge und Gaumen selbst registriert werden.

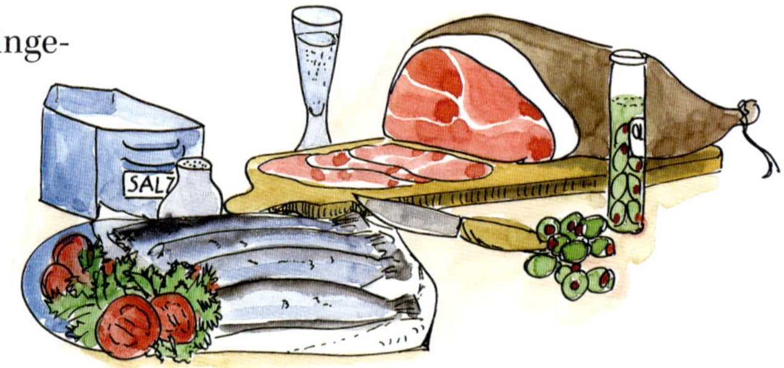

Bei Matjesheringen, Oliven, Brühe, eingelegten Gurken, Sauerkraut, Senf, Kartoffelchips und vielen anderen Lebensmitteln bereiten die „Geschmacksnerven" der eigenen Zunge keine Schwierigkeiten, und mit bewußterem und langsamerem Essen kann man den bisweilen sehr hohen Salzgehalt in verschiedenen Käse- und Wurstsorten feststellen und diese Lebensmittel in Zukunft sparsamer oder gar nicht mehr verwenden. Auch Gemüsekonserven sind viel salziger als Frischkost; testen Sie es doch einmal bei Karotten oder Erbsen.
Noch einfacher ist es mit der Feststellung des Wassergehaltes, denn hierfür hat der durstige Dialysepatient ein besonders feines Gespür: je saftiger (und je größer das Verlangen danach), desto höher ist leider der Wasseranteil.
Getränke, Suppen, Soßen, Milch, Joghurt, Pudding, Obst, Gemüse und Eis bestehen fast nur aus Wasser.
Warum also aufwendige Tabellen für Wasser und Salz (Natrium) in der Nahrung, wenn wir unser eigenes Meßsystem im Mund haben?
Zahlreiche Tips, wie Sie mit dem Durst besser fertig werden, finden Sie auf den Seiten 102 und 103.

Vitamine und Ballaststoffe – wichtige Extras

Bei der Behandlung an der Künstlichen Niere werden auch wasserlösliche **Vitamine** herausdialysiert. Außerdem gehen Vitamine beim Wässern und Kochen von Kartoffeln, Gemüse und Obst (für den Kaliumentzug) verloren.
Frische und vitaminreiche, aber kaliumarme Obstsorten, Salate und Gemüse sollten darum regelmäßig auf dem Speisezettel stehen. Zusätzlich können die Vitamine B_1, B_2, B_6 und C vom Arzt verordnet und als Tabletten oder Brause eingenommen werden, auf keinen Fall aber die fettlöslichen Vitamine A und K.
Von Multivitaminsäften und besonders von Karottensäften ist abzuraten, da sie oft viel Vitamin A oder dessen Vorstufe, das Beta-Carotin, enthalten und außerdem kaliumreich sind.
Vitamin D hat eine Sonderstellung und darf nur in einer speziellen Therapie vom Arzt gegeben werden.

Ballaststoffe sind pflanzliche Kohlenhydrate, die von unseren Verdauungsenzymen nicht gespalten werden. Sie vergrößern direkt oder nach der Verdauung durch die Bakterien im Dickdarm das Stuhlvolumen und beschleunigen die Darmpassage: für Dialysepatienten eigentlich ideal, weil so der häufigen Verstopfung auf natürlichem Wege entgegengewirkt werden kann.

Die meisten Ballaststoffe finden sich in Getreideprodukten. Je höher der Vollkornanteil, desto höher der Ballaststoffgehalt, desto höher leider aber auch der Kaliumgehalt. Darum statt Roggen- oder Weizen**voll**kornbrot lieber das wesentlich kaliumärmere, aber immer noch ballaststoffreiche Roggenbrot (Graubrot), Roggenmischbrot, Weizenbrot (Weißbrot) oder Weizenmischbrot nehmen. Von Getreideflocken und Müsli können Sie auf die viel kaliumärmeren, aber auch noch ballaststoffhaltigen Cornflakes umsteigen. Am besten haben es die Reis- und Nudelesser; sie können Vollkornreis und -nudeln verwenden und das Kochwasser wegschütten, dann haben sie ausreichend

Ballaststoffe und fast kein Kalium. Das Phosphat spielt in diesem Zusammenhang außer bei mit Sauerteig gebackenen Roggenbroten keine wichtige Rolle (Kapitel Phosphat und Kalzium auf Seite 21).
Andere ballaststoffreiche Lebensmittel sind für den Dialysepatienten mit seiner Kaliumeinschränkung mengenmäßig von untergeordneter Bedeutung.

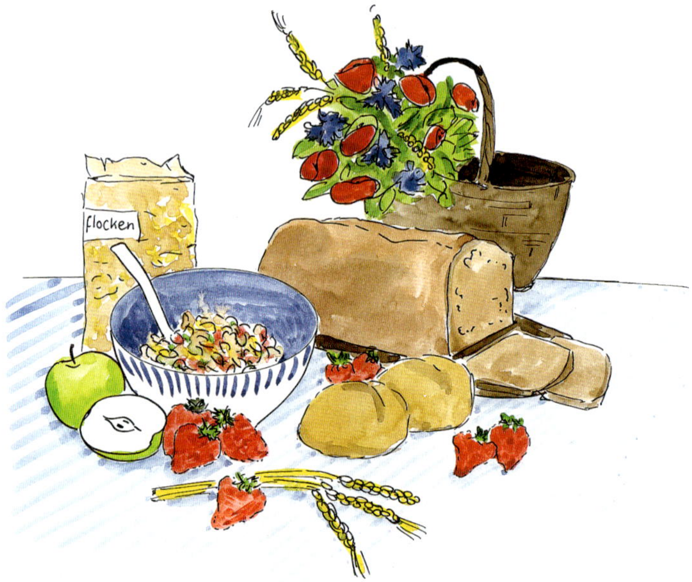

Ein Gläschen in Ehren ...

Dialysepatienten dürfen Alkohol trinken, wenn er ihnen nicht vom Arzt z. B. wegen einer Leber- oder Bauchspeicheldrüsenerkrankung verboten wurde.

Kaliumarme Alkoholika sollten bevorzugt und die Flüssigkeitsmenge beachtet werden.

Diabetes mellitus und Dialyse

Die Dialyse wirkt sich meist günstig auf die Diabetes-Erkrankung aus, oft sinkt der Insulinbedarf, wobei das Insulin länger wirkt. Da aber auch die Insulinwirkung abgeschwächt sein kann, sind häufige Blutzuckerkontrollen notwendig.
In der Ernährungstherapie ist neben der diabetischen Stoffwechsellage auch die gestörte Nierenfunktion zu berücksichtigen. Hierbei ist der goldene Mittelweg zu finden. Menschen mit Diabetes sollten auf normales Körpergewicht achten und nicht Kohlenhydrate durch zuviel Fett ersetzen. Durch weniger Körpergewicht wird in der Regel die Blutzuckereinstellung verbessert und Herz und Kreislauf werden entlastet.
Heutzutage sind kleinere Mengen Haushaltszucker im Rahmen der Ernährung für Diabetiker erlaubt. Allerdings sollte der Zucker in den Mahlzeiten gut „verpackt" sein (z. B. in Verbindung mit Fett; Brot mit gesüßter Konfitüre) und der Blutzuckerverlauf in diesem Falle sorgfältig kontrolliert werden. Wenn jedoch die Neutralfette (Triglyzeride) im Blut wesentlich erhöht sind, sollte auf Zucker weitgehend verzichtet werden.

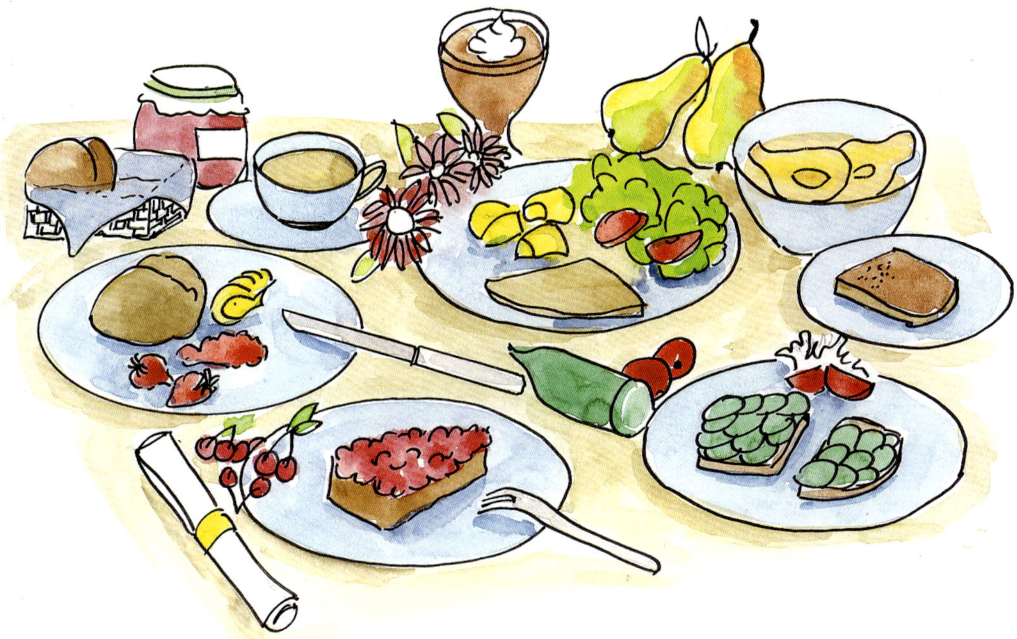

In diesem Falle sollte mit kalorienfreiem Süßstoff gesüßt und eine mit Süßstoff oder Fruchtzucker zubereitete Konfitüre bevorzugt werden.
Der Phosphatgehalt einer gemischten Diabetikerkost liegt erfahrungsgemäß zwischen 1.000 bis 1.200 mg Phosphor pro Tag. Da in der Regel vermehrt Brot gegessen wird, ist ein mit Hefe gebackenes Weizenbrot dem an Phosphat reicherem Sauerteigbrot vorzuziehen.
Der zuckerkranke Dialysepatient ist in besonderem Maße auf eine individuelle diätetische Beratung angewiesen, um seine Kost abwechslungsreich zu gestalten.

Peritonealdialyse-Patienten haben es mit der Ernährung leichter

Bei der Peritonealdialyse wird der Körper viel gleichmäßiger entgiftet und entwässert als bei der Hämodialyse. Weil viermal pro Tag das Dialysat im Bauchraum gewechselt wird, sammelt sich weniger Wasser an, und die Konzentrationen von Kalium und anderen harnpflichtigen Substanzen bleiben niedriger. Dies erlaubt mehr Freiheiten beim Essen und Trinken. Die zulässige Flüssigkeitsmenge ist insgesamt größer als bei der Blutwäsche, und Kalium ist kein großes Problem mehr. Obst, Gemüse und Salat sollten sogar verzehrt werden.

Möglichst zu meiden sind mehr als drei Portionen täglich von kalium- oder phosphatreichen Lebensmitteln, die mit 5 Punkten in der Tabelle bewertet sind. Auf sehr kalium- und phosphatreiche Lebensmittel mit mehr als 5 Punkten in der Tabelle (= durchkreuzter roter Punkt) sollte verzichtet werden.
Weil der Verlust von Eiweiß und Eiweißbausteinen bei der Peritonealdialyse bis 18 g täglich betragen kann und damit noch größer ist als bei der Hämodialyse, ist auf eine ausreichende Eiweißzufuhr besonders zu achten. Einzelheiten dazu finden Sie auf Seite 16 im Kapitel „Wer zuwenig (Kalorien) ißt, baut (sein Eiweiß) ab", das Sie unbedingt lesen sollten.

Obwohl über den Traubenzucker im Dialysat eine zusätzliche Energieversorgung erfolgt, die einer halben bis zwei Tafeln Schokolade entspricht, kann es auch beim Peritonealdialyse-Patienten zu einer Unterversorgung mit Kalorien und damit zu Untergewicht kommen, z. B. durch verminderte Nahrungsaufnahme wegen Völlegefühls. Dann sollten Sie mehr wertvolle Margarine, Öle und Sahne verzehren (s. Erläuterungen zur Punktetabelle „Fett") und auch Kohlenhydrate als Getreideprodukte oder Kartoffeln. Einfache Zucker, wie Haushaltszucker, Honig und Traubenzucker, sollten Sie wenig essen, da Sie damit schon über das Dialysat im Überschuß versorgt werden.
Mehrere kleinere Mahlzeiten, die über den Tag verteilt eingenommen werden, beugen einem Völlegefühl vor.
Wer Übergewicht hat, sollte den Fett- und Zuckerkonsum einschränken und statt dessen fettarme Produkte und Süßstoff verwenden. Auch sollte eventuell die Trinkmenge reduziert werden, damit Dialysate mit weniger Glukose und damit auch weniger Kalorien eingesetzt werden können. Außerdem hilft körperliche Aktivität, überschüssige Pfunde loszuwerden.

15 Punktetabellen mit Praxistips und Rezepten

1. Einzelheiten zur Bedeutung der Punkte im einführenden Kapitel „Nur Farben und Punkte - wie benutze ich dieses Buch?“

2. Die Punktbewertung in den Tabellen bezieht sich auf die angegebene Portionsgröße, nicht auf 100 g wie sonst üblich!

3. Die Rezepte sind, wenn nicht anders angegeben, für 1 Portion berechnet.

4. Die bei den Rezepten angegebenen Kalium- und Phosphatpunkte berücksichtigen die Zubereitungsweise und die verschiedenen Zutaten.

Lebensmittelgruppen

Fleisch 36

Wurst 40

Fisch und andere Meerestiere 44

Käse 48

Milch 52

Ei 56

Brot, Kuchen, Mehl, Nudeln, Reis, Müsli, Puddingpulver 58

Backtriebmittel 66

Kartoffeln 70

Gemüse, Salate, Hülsenfrüchte 74

Kräuter, Gewürze, Salatsoßen, Pilze 78

Obst, Nüsse, Samen 86

Süßes 90

Fette 94

Getränke 96

Fleisch

		Portion	Kalium	Phosphat
Klopse, Frikassee, Kochfleisch, Rippchen, Rouladen, Schmor-, Sauerbraten, Innereien (außer Leber)	**ohne eigenen Saft,** gekocht oder geschmort	120 g Rohgewicht	3	5
Schnitzel, Kotelett, Steak, Medaillons, Frikadelle, Gehacktes, Mett, Tartar, Gulasch, Geschnetzeltes, Schinken (gekocht), Fleischkäse (Leberkäse)	**mit eigenem Saft,** gebraten, gegrillt, fritiert, in Folie, roh	120 g Rohgewicht	5	5
Leber		120 g	5	X

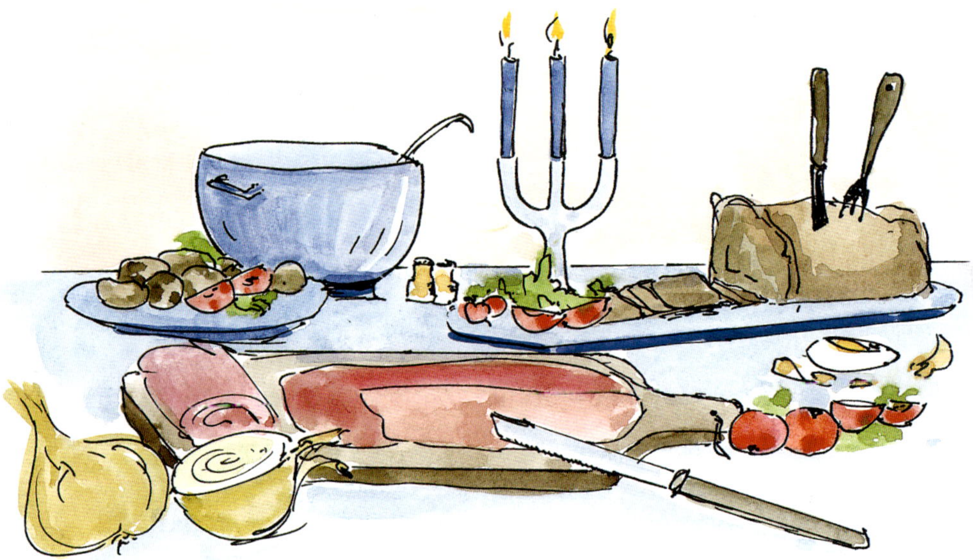

Was ist drin?

Fleisch enthält viel hochwertiges Eiweiß und dementsprechend viel Phosphat.
Auch der Kaliumgehalt ist sehr hoch. Die angegebene Punktbewertung gilt für alle Fleischsorten von allen Tierarten. Dabei kann eine Fleischsorte auch einmal knapp über oder unter dem Grenzbereich für die Punktzahl liegen. Einen Ausgleich erreichen Sie am besten durch abwechslungsreiche Fleischauswahl.
Die angegebenen Mengen beziehen sich immer auf 120 g rohes Fleisch; durch das Garen reduziert sich die Menge auf 80 - 90 g.
Leber sollte wegen ihres besonders hohen Phosphatgehaltes gemieden werden. Leberkäse (Fleischkäse) enthält nur wenig Leber und wird wie die üblichen Fleischportionen bewertet (s. Tabelle).

Praxistipps

1. **Gebratenes, gegrilltes, fritiertes und in Folie gegartes Fleisch sowie rohes Hackfleisch enthält noch den vollen Kaliumanteil und sollten mit einer kaliumarmen Beilage gegessen werden, wie z. B. Reis, Nudeln, Semmelknödeln oder optimal gewässerten und gekochten Kartoffeln.**
2. **Braten- oder Schmorfleisch mit normalem Anteil Bratensoße enthält wie auch üblicherweise zubereitetes Gulasch den vollen Kaliumanteil.**
3. **Durch Kochen oder Schmoren mit der doppelten Menge Wasser können Sie den Kaliumgehalt um etwa die Hälfte verringern (= 1 Teil Fleisch und 2 Teile Wasser). Die kaliumreiche Soße oder Brühe darf dann aber nicht mitverzehrt werden. Damit nicht zuviel Flüssigkeit verkocht, nach Möglichkeit den Topfdeckel schließen. Wenn zuviel Wasser verkocht ist, müssen Sie etwas Wasser nachfüllen.**
4. **Der Kaliumverlust ist bei kleinen wie auch großen Fleischstücken etwa gleich hoch.**

Gekochtes Rindfleisch mit Dillsoße

(5 Kalium- und 5 Phosphatpunkte)

120 g Rindfleisch zum Kochen
wenig Salz
Piment, Pfefferkörner, Lorbeer
25 g Suppengrün

Für die Soße:
5 g Margarine
5 g Mehl
30 g Sahne
70 g Wasser
etwas Essig
wenig Salz und Pfeffer
Feinwürzmittel
1 Prise Zucker
2 g Dillspitzen

Wasser mit Salz und Gewürzen zum Kochen bringen und das Fleisch darin garen. Nach der Hälfte der Garzeit das Suppengrün zugeben. Danach das Fleisch herausnehmen, abkühlen lassen und in Würfel schneiden. Aus Margarine und Mehl eine Schwitze herstellen, mit dem Sahne-Wasser-Gemisch ablöschen und unter Rühren aufkochen. Mit Essig und Zucker leicht süß-sauer abschmecken, Rindfleisch zugeben, erwärmen und zum Schluß den Dill darüber streuen.
Die Rindfleischbrühe wird nicht verwendet.

Schmorbraten mit brauner Soße

Grundrezept für vier Portionen
(Eine Portion enthält 4 Kalium- und 5 Phosphatpunkte)

500 g Bratenfleisch
20 g Bratfett
50 g Suppengrün
wenig Salz
Gewürze
1 Liter Wasser

Das Fleisch in heißem Fett scharf anbraten, Wurzelgemüse hinzugeben, leicht anrösten und mit etwa 1 Liter Wasser ablöschen und bei geschlossenem Deckel gar schmoren.

Für die Soße:
50 g feingehackte Zwiebel
20 g Margarine
20 g Mehl
400 g Wasser
50 g Crème fraîche
wenig Salz und Pfeffer
Feinwürzmittel

In der heißen Margarine die Zwiebel anschwitzen, mit Mehl überstäuben, leicht anbräunen lassen, mit dem Wasser ablöschen, zu einer Soße verkochen, mit Crème fraîche verfeinern und abschmecken. Das Fleisch anschließend in der Soße erwärmen.
Der Bratensaft wird nicht verwertet.
Das restliche Fleisch läßt sich portionsweise einfrieren.
Dazu passen Nudeln als Beilage.

Wurst und ähnlicher Brotbelag

	Portion	Kalium	Phosphat
Blut-, Rot-, Zungenwurst, Leberpastete, Leberwurst, Pfälzer Saumagen, Schwartenmagen, Cervelatwurst, Mettwurst, Plockwurst, Salami, Teewurst, Bratenaufschnitt, Dörrfleisch, Hackfleisch, Schinken, Corned Beef, Sülzwurst und Aspik, Gemüsesülze, pflanzlicher Brotaufstrich **Brühwürste** (möglichst ohne Phosphatzusatz, s. Text): Bierschinken, Bierwurst, Fleischkäse, Fleischwurst, Gelbwurst, Jagdwurst, Leberkäse, Lyoner, Mortadella	40 g	1	1
Brat- und Siedewürstchen (möglichst ohne Phosphatzusatz, s. Text): Brat-, Grill-, Rindswürstchen, Nürnberger und Thüringer Würstchen, Bockwurst, Fleischwurst, Knackwurst, Weißwurst, Frankfurter und Wiener Würstchen	100 g	3	3
Gelatine		0,2	0,2

Was ist drin?

Würste enthalten wie Fleisch wertvolles Eiweiß, oft aber auch viel Fett und Salz. Der Kalium- und Phosphatgehalt hält sich bei den angegebenen Portionsgrößen in Grenzen.
Brühwürsten wird meistens Phosphat zugesetzt. Maximal sind dies 109 mg Phosphor pro 100 g Brühwurst. Bei Portionsgrößen von 100 g kann dies langfristig durchaus von Bedeutung sein und den Knochenstoffwechsel unnötig belasten.
Extrem niedrige Kalium- und Phosphatwerte, wie sie für einzelne Blutwurstsorten angegeben werden, sollten nicht verallgemeinert werden, da eine Abgrenzung der verschiedenen Blutwurstsorten schwierig und eine einseitige Verwendung von Blutwurst nicht gerechtfertigt ist.
Pfälzer Saumagen ist auch eine Kochwurst, aber durch die speziellen Zutaten, incl. der gekochten Kartoffeln, etwas kaliumreicher.

Weil Gelatine kaum Kalium und kein Phosphat enthält, sind Sülzen und Aspik kalium- und phosphatärmer. Besonders phosphatarm ist Gemüsesülze (Rezept S. 43).

Natriumarme Brotaufstriche enthalten in der Regel Kalium als Salzersatz. Nehmen Sie lieber normal gesalzene Produkte.

Wurst und ähnlicher Brotbelag

Praxistipps

1. Sie sollten in Ihrer Metzgerei nach Würsten ohne Phosphatzusatz fragen. Manche Metzgereien bieten sogar sämtliche Würste ohne Phosphatzusatz an. Der Geschmack muß nicht darunter leiden.
2. Statt ein Bratwürstchen von der Imbißbude lieber ein Wurst- oder Schinkenbrötchen aus der Fleischerei holen (roher Schinken ist salziger als gekochter).
3. Wie bei Kartoffeln, Gemüse und Obst kann auch bei Würsten durch das Wässern Kalium herausgelöst werden. Dies gilt für Würstchen in Dosen oder Gläsern oder für Siedewürstchen. Das Wasser wegschütten.
4. Das Fleisch für Blut- und Leberwurst wird in Wasser gekocht; anschließend werden die Würste abgebrüht. Wenn Kochen und Abbrühen in Wasser erfolgen (und nicht in Brühe oder im Kochschrank), wird zusätzlich Kalium herausgelöst. Fragen Sie Ihren Metzger oder erhitzen Sie bei der Hausschlachtung nur in Wasser.

Gemüsesülze mit Remouladensoße

(1 Kaliumpunkt und 0,2 Phosphatpunkte)

50 g Gemüsesülze
1 Portion Remouladensoße (Rezept S. 84)
1 Salatblatt

Die etwas dicker geschnittene Scheibe Gemüsesülze auf das Salatblatt legen und die Remouladensoße darübergießen. Gemüsesülze gibt es dort zu kaufen, wo es auch Wurst gibt. Sie läßt sich auch selber herstellen.

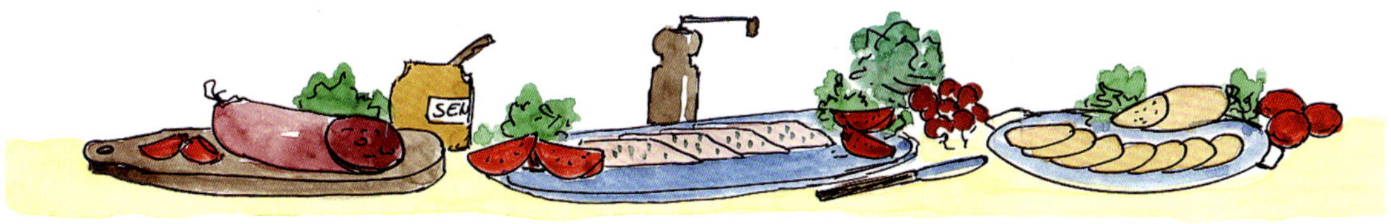

Fisch und andere Meerestiere

		Portion	Kalium	Phosphat
Bismarckhering, Hering in Gelee, Heringsfilet in saurer Sahne, Heringssalat, Heringsstip, Matjes, Rollmops, Fischkonserven (in Champignon-, Dill- oder Senfsoße statt Meerrettich- oder Tomatensoße) Tintenfisch		100 g	3	3
Aal (100 g), Hecht, Karpfen, Rotbarsch, Schellfisch, Schleie, Scholle, Seehecht, Seezunge, Steinbutt, Waller (Wels), Zander, Brathering (100 g), Fischstäbchen (100 g)	gebraten, gegrillt, gedünstet, fritiert	100 g Rohgewicht	3	5
	gekocht, ohne Sud	150 g Rohgewicht		
Barsch, Flunder, Heilbutt, Kabeljau, Seelachs, Thunfisch	gebraten, gegrillt, gedünstet, fritiert	100 g Rohgewicht	5	5
	gekocht, ohne Sud	150 g Rohgewicht		
Forelle, grüner Hering, Lachs, Makrele, Sardelle		100 g	5	5
		150 g	5	X
Krabben, Tiefsee-Garnelen	in Dosen, ohne Flüssigkeit	100 g	1	3
Garnelen, Hummer, Krabben, Krebse, Miesmuscheln		100 g Rohgewicht	3	5

Was ist drin?

Fisch enthält wie Fleisch viel Eiweiß, aber auch viel Kalium und Phosphat.
Durch kalium- und phosphatarme Zugaben wie Gelee, Sahnesoßen und Panaden wird der Kalium- und Phosphatgehalt pro Gewichtseinheit (z. B. 100 g) verringert, weil die darin enthaltene Fischmenge kleiner wird. Beispielsweise werden 100 g Hering mit je 5 Kalium- und Phosphatpunkten eingestuft. 100 g Hering in Gelee mit seinem geringeren Fischanteil ergibt jedoch nur noch je 3 Punkte.

Fischkonserven in Tomaten- oder Meerrettichsoße und Ölsardinen haben einen sehr hohen Kaliumgehalt und sind zu meiden.

Braten, Grillen, Fritieren oder Dünsten verringern den Kaliumgehalt nicht.

Kaviar und Kaviarersatz sind in Portionsgrößen von 10 g unbedenklich und mit 0,2 Kaliumpunkten und einem Phosphatpunkt zu bewerten.

Geräucherte und getrocknete Fische haben einen höheren, bisweilen sogar sehr hohen Kalium- und Phosphatgehalt. Deswegen sollten andere Zubereitungen bevorzugt werden. Außerdem sind sie salzig und machen wie gesalzener Fisch viel Durst.

Praxistipps

1. **Krabben und Tiefsee-Garnelen in Dosen enthalten wenig Kalium und Phosphat, aber viel Salz. Deswegen nicht nur Flüssigkeit wegschütten, sondern auch kurz wässern.**
2. **Gesalzene Fische (Matjes, Rollmops, Sardellen) vorher ausreichend wässern, wenn Sie nicht ganz darauf verzichten wollen.**

Fischsalat

(3 Kalium- und 4 Phosphatpunkte)

80 g Rotbarschfilet
1 Teelöffel Zitronensaft
10 g Zwiebelringe
40 g Ananasstücke, Dose
20 g Crème fraîche
5 g Öl
1 Eßlöffel Ananassaft
wenig Zitronensaft
wenig Salz, Pfeffer
Curry, Paprika edelsüß

Wasser mit wenig Salz und Zitronensaft aufkochen. Fisch darin etwa 12 Minuten garziehen lassen, aus dem Sud herausnehmen und in kleine Stücke teilen. Zwiebelringe mit kochendem Wasser übergießen und 2 Minuten darin ziehen lassen. In einem Sieb abgießen. Crème fraîche, Öl und Ananassaft mit den übrigen Würzzutaten verrühren. Fisch, Zwiebel und Ananas zugeben, mit der Soße vermengen und durchziehen lassen.

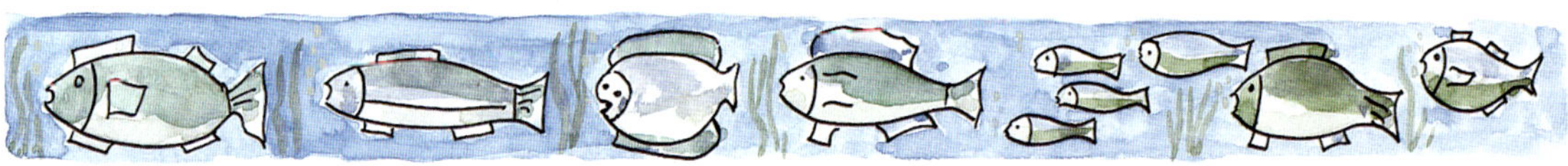

Thunfischsalat

(3 Kalium- und 3 Phosphatpunkte)

30 g gekochter Langkornreis
30 g Thunfisch, Konserve
10 g Erbsen, Konserve
10 g Gewürzgurke, Konserve
10 g Maiskölbchen, Konserve
10 g frische Apfelstückchen

Für die Soße:

10 g Salatmayonnaise
20 g Sahne
Essig und etwas Gurkenbrühe
etwas feingehackte Zwiebel
wenig Salz und Pfeffer
2 g frischer Dill

Von den Konserven die Flüssigkeit abgießen, Thunfisch zerpflücken, alle Zutaten miteinander vermischen und gut durchziehen lassen. Mit Dill bestreuen.

Käse

	Portion	Kalium	Phosphat
Doppelrahmfrischkäse, körniger Frischkäse, Mascarpone, Quark (alle Zusätze, alle Fettstufen), Schmand; Tofu (Sojaquark)	40 g	1	1
Brie, Butterkäse, Camembert, Gouda, Limburger, Mozzarella, Romadur, Weichkäse, Blauschimmelkäse, Harzer, Schafs- und Ziegenkäse	40 g	1	3
Parmesan	20 g		
Appenzeller, Chester, Edamer, Emmentaler, Gruyère, Tilsiter, Trappistenkäse	40 g	1	5
Schmelzkäse (enthält phosphathaltiges Schmelzsalz!): Ecken, Scheibletten, Blöcke, Pasteten, Kochkäse	40 g	1	✗

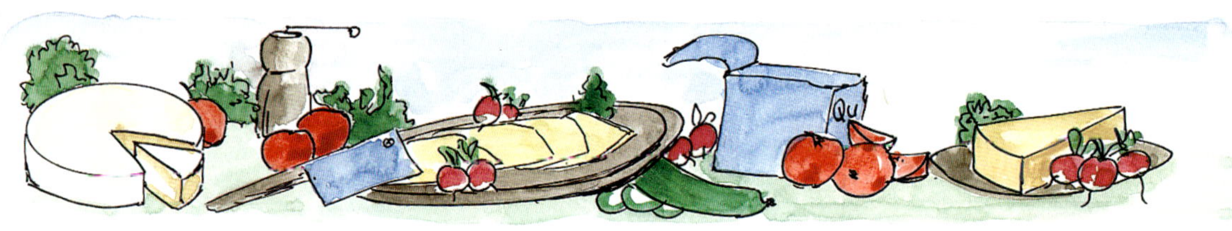

Was ist drin?

Käse enthält viel Eiweiß und wenig Kalium.
Der Phosphatgehalt ist sehr unterschiedlich:

- Quark und Frischkäse enthalten relativ wenig Phosphat
- Weichkäse enthält mäßig viel Phosphat
- Hartkäse und bestimmte Schnittkäsesorten enthalten viel Phosphat
- Schmelzkäse enthält sehr viel Phosphat

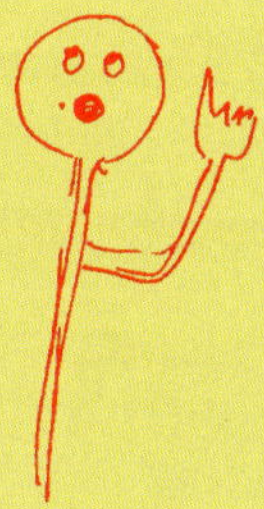

Schmelzkäse wird bei der Herstellung viel phosphathaltiges Schmelzsalz zugesetzt. Sie erkennen dies auf der Verpackung an den Nummern E 339 - 343 und E 450 - 452.
Meiden Sie deswegen Schmelzkäse in Form von Ecken, Scheibletten, Blöcken, Pasteten und Kochkäse.

Tofu enthält im Vergleich zu Quark etwas mehr Kalium, aber wesentlich weniger Phosphat und Eiweiß. Selbst 80 g Tofu überschreiten weder beim Kalium noch beim Phosphat die 1-Punkt-Grenze.

Praxistipps

1. Besonders in Reformhäusern und Reformabteilungen gibt es auch Schmelz- und Kochkäse, dem statt Phosphat das erlaubte Citrat zugesetzt ist. Ein kritischer Blick auf die Verpackung lohnt sich: E 331 bedeutet Natriumcitrat, das ist das Salz der Zitronensäure.
2. Harzer, Schafs- und Ziegenkäse lassen sich gut in Wasser einlegen. Dadurch wird das durstmachende Kochsalz, aber auch Kalium teilweise herausgelöst. Das Wasser danach weggießen.
3. Salzarme Käsesorten sind Quark, Doppelrahmfrischkäse, Schmand, körniger Frischkäse und Butterkäse.

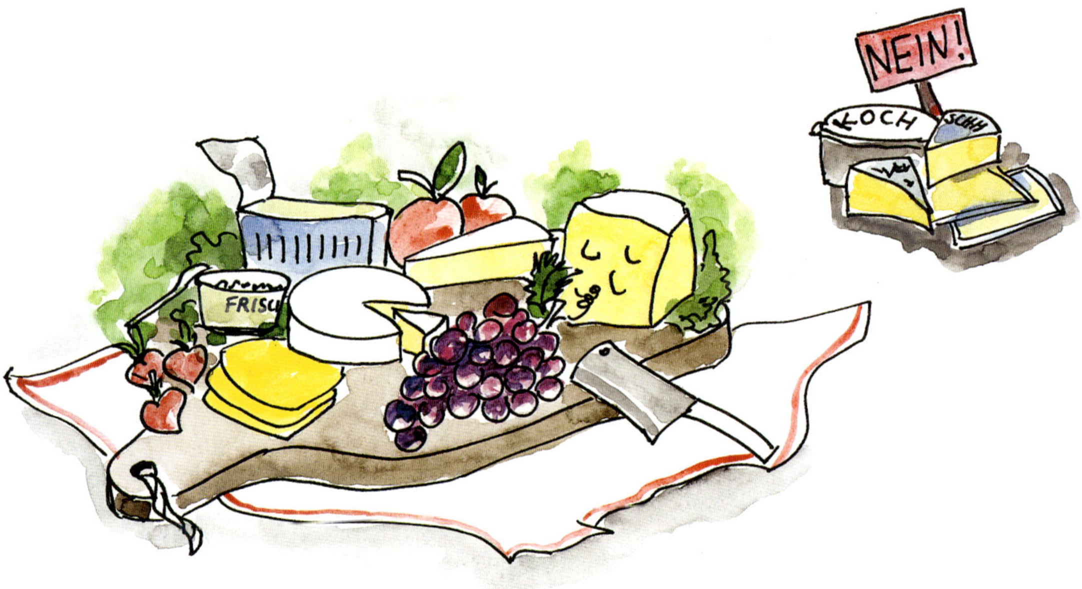

Erdbeerquark

(2 Kalium- und 2 Phosphatpunkte)

60 g Magerquark
30 g Sahne oder Mineralwasser zum Anrühren
30 g Erdbeeren, frisch
Zucker und Zitronensaft nach Geschmack

Pikanter Quark zum Mittagessen

(2 Kalium- und 3 Phosphatpunkte)

80 g Magerquark
30 g Sahne
Mineralwasser nach Bedarf
5 g frische gehackte Kräuter
30 g Gewürzgurke, fein geschnitten
5 g Zwiebeln, fein gehackt
3 Tropfen Zitronensaft
wenig Salz und Pfeffer

Alle Zutaten miteinander verrühren.
Dazu schmecken optimal gewässerte und gekochte Kartoffeln. Im Vergleich zu einer Fleischportion enthält diese Quarkspeise weniger Phosphat.

Milch

		Portion	Kalium	Phosphat
Milch, Dickmilch, Joghurt, Kefir, Buttermilch; Kakao (s. Text)	alles auch mit Früchten, Kakao, Müsli oder als Dessert	150 g	3	3
Milchpulver (s. Text)				
Sahne-Wasser-Gemisch als Milchersatz (s. Text); SojaDrink, HaferDrink		150 g	1	0,2
Kaffeeweißer, pflanzlich (1 Teelöffel)		5 g		
ReisDrink		150 g	0,2	0,2
Kaffeesahne		15 g		
Kondensmilch (enthält zugesetztes Phosphat)		15 g	1	1

150 g Milch/Milchprodukte entsprechen ungefähr
150 Milliliter (ml) oder 0,15 Liter (l).
Das ist etwa eine Kaffeetasse voll.

SojaDrink und ReisDrink eignen sich sehr gut als Milchersatz.

Was ist drin?

Milch und Milcherzeugnisse enthalten nicht nur relativ viel Kalium, sondern auch wegen ihres Eiweißgehaltes viel Phosphat.
Der Zusatz von Früchten verändert den Kalium- und Phoshatgehalt nicht wesentlich. Durch Zugabe von Müsli wird der Kalium- und Phosphatgehalt jedoch erhöht, kann aber gerade noch mit je 3 Punkten bewertet werden.
Sehr erfreulich ist das Ergebnis für Kakao, der unnötigerweise manchmal verboten wird: Kakaogetränke und selbst zubereiteter Kakao (2 g Kakaopulver oder 5 g gesüßtes Instant Fertigkakaopulver pro 150 ml) erhöhen den Kalium- und Phosphatgehalt nur so wenig, daß, wie bei Milch, weiterhin nur mit je 3 Punkten gerechnet werden muß.

Trinkschokolade ist nicht zu empfehlen, weil darin größere Mengen Schokolade gelöst sind.

Sojadrink hat einen ähnlichen Kaliumgehalt wie Milch, liegt aber mit seinem Phosphatgehalt niedriger.

Milchpulver hat nach vorschriftsmäßiger Verdünnung mit Wasser die Kalium- und Phosphatgehalte wie Milch und kann in dieser Form auch wie Milch verwendet werden. Als reiner Eiweiß-Zusatz sollte es den Speisen nicht zugesetzt werden, weil es - bezogen auf seine Eiweißmenge - sehr viel mehr Phosphat enthält als Fleisch und Quark.

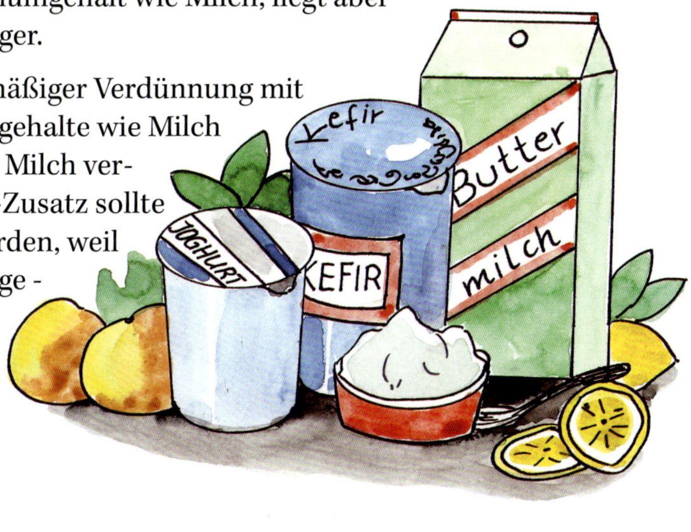

Praxistipps

1. *Um große Mengen an Kalium und Phosphat einzusparen, können Sie einen Milchersatz aus Sahne und Wasser selbst herstellen: Statt der gewünschten Menge Milch etwa $^1/_3$ der Menge Sahne und $^2/_3$ der Menge Wasser oder, wenn mehr Flüssigkeit gebraucht wird, etwa $^1/_4$ der Menge Sahne und $^3/_4$ der Menge Wasser nehmen.*

   Dieser Milchersatz kann bei süßen und pikanten Gerichten verwendet werden, wie z. B. Grieß- oder Reisbrei, Vanillesoße, Aufläufe, Quarkspeisen, Kartoffelbrei, Bechamelsoße.
   Süßspeisen mit Milchersatz lassen sich geschmacklich abrunden mit Zimt, Zitronenschale, gem. Nelken, Backaroma und/oder einer winzigen Prise Salz.

2. Statt Kondensmilch, der bei der Herstellung Phosphat zugesetzt wird, sollten Sie (Kaffee-)Sahne verwenden.

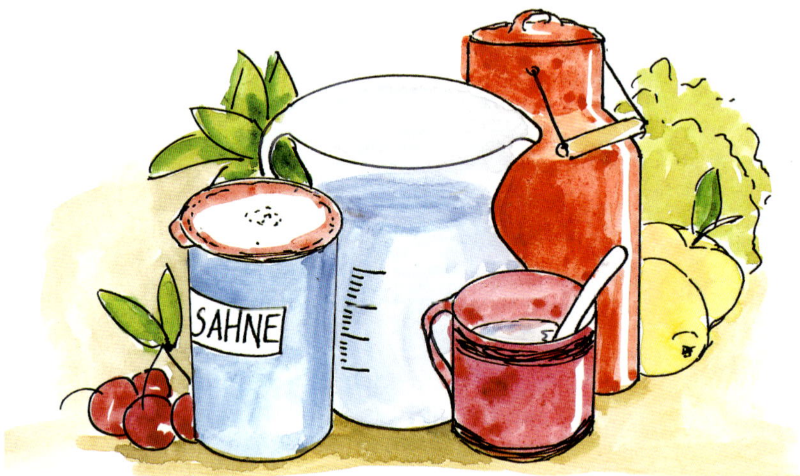

Vanillepudding

(1 Kalium- und 0,2 Phosphatpunkte)

40 g Sahne
80 g Wasser
7 g Vanillepuddingpulver
6 g Zucker

Aus den Zutaten nach Packungsanleitung einen Pudding kochen. Wenn Sie dafür etwas weniger Wasser nehmen, läßt er sich stürzen. Dazu muß das Förmchen vor dem Einfüllen mit kaltem Wasser ausgespült werden.

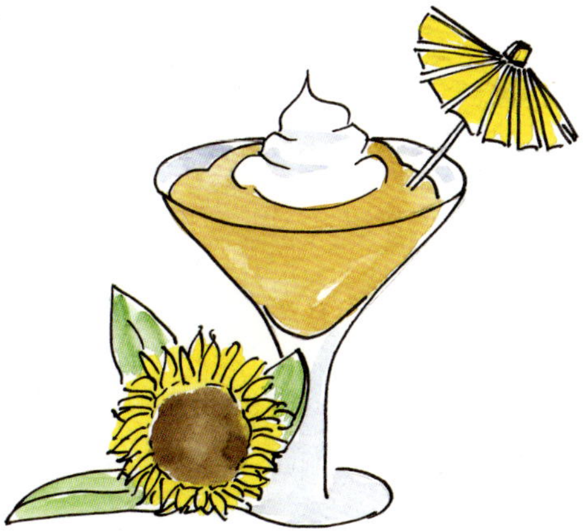

Karamelpudding

(1 Kalium- und 0,2 Phosphatpunkte)

40 g Sahne
80 g Wasser
7 g Vanillepuddingpulver
20 g Zucker

Zuerst den Zucker in einem Topf karamelisieren lassen und mit ganz wenig heißem Wasser ablöschen. Vorsicht, durch die starke Hitze (160°C) entsteht eine große Dampfentwicklung. Am besten ist es, wenn Sie dabei den Topfdeckel fast geschlossen haben und den Topf von der Herdplatte nehmen. Aus Sahne, Wasser und Puddingpulver wie gewohnt einen Pudding kochen, die Karamelmasse zugeben, portionieren und erkalten lassen. Die Süßspeise mit einem kleinen Tupfer Schlagsahne verzieren.

Ei

	Portion	Kalium	Phosphat
Ei (gekocht, gebraten; Rührei)	50 g (1 Stück)	1	3
Eiklar von 1 Ei	30 g	1	0,2
Eigelb von 1 Ei	20 g	0,2	3

Was ist drin?

Eier sind eine besonders wertvolle Eiweißquelle. Sie enthalten wenig Kalium. Phosphat ist fast nur im Eigelb zu finden.
Eiklar (Hühnereiweiß) ist der einzige hochwertige Eiweißträger, der extrem wenig Phosphat enthält. Es sollte deswegen bevorzugt verwendet werden.

Praxistipps

1. **Für Rührei zur Verminderung des Phosphatgehaltes alles Eiklar nehmen, aber einen Teil der Eidotter weglassen.**
2. **Das phosphatarme Eiklar als zusätzliche Eiweißquelle zugeben, z. B. bei Pfannkuchen, süßen und pikanten Aufläufen.**
3. **Bei gekochten Eiern entsteht kein Kaliumverlust, bei verlorenen (pochierten) Eiern ein geringfügiger.**

Eiersalat

(2 Kalium- und 3 Phosphatpunkte)

1 hartgekochtes Ei
20 g Spargel, frisch gekocht oder Dose
10 g Champignons, Dose
20 g Eisbergsalat

Für die Soße:
30 g Sahne
5 g Salatmayonnaise
einige Tropfen Essig bzw. Zitronensaft
wenig Salz, Pfeffer
Zucker nach Geschmack

Ei in Scheiben schneiden, Flüssigkeit von den Konserven abgießen, Eisbergsalat (oder Kopfsalatherzen) zerpflücken und alles miteinander vermischen. Die Sahne mit den übrigen Zutaten verrühren und über die Salatzutaten gießen.

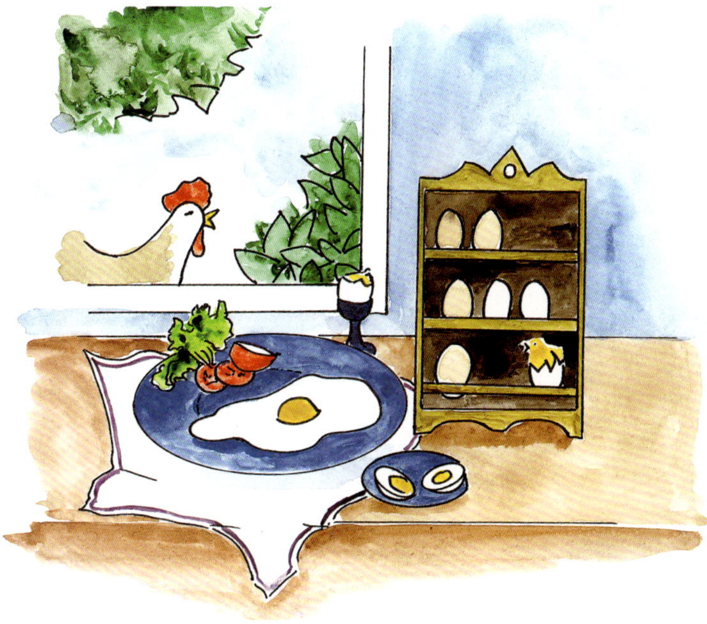

Brot, Kuchen, Mehl, Nudeln, Reis, Müsli, Puddingpulver

<table>
<tr><th></th><th>Portion</th><th>Kalium</th><th>Phosphat</th></tr>
<tr><td>Weißbrot (2 Scheiben),
Mischbrot, Weizenvollkornbrot (je 1 Scheibe),
Brötchen, alle Sorten (1 Stück), Croissant,
Mehl, außer Roggenvollkornmehl,
Zwieback (5 Stück),
Cornflakes,
Kräcker, Käsegebäck, Laugenbrezeln, Salzstangen</td><td>50 g</td><td rowspan="2">1</td><td rowspan="2">1</td></tr>
<tr><td>Roggenvollkornbrot (mit Sauerteig) (1 kleine Scheibe),
Knäckebrot (3 - 4 Scheiben),
Vollkornzwieback (3 Stück),
Roggenvollkornmehl, Grünkern,
Haferflocken,
Müsli, Müsliriegel (alle Sorten, aber nicht mit vielen Trockenfrüchten oder Schoko)</td><td>30 g</td></tr>
<tr><td>Kekse, Kleingebäck, Honigkuchen</td><td>50 g</td><td rowspan="2">1</td><td rowspan="2">1</td></tr>
<tr><td>Kuchen, Torten ohne Belag oder mit Heidelbeeren, Preiselbeeren, Sauerkirschen, Pudding oder Quark, Sandwaffeln</td><td>1 Stück</td></tr>
<tr><td>Kuchen, Torten mit größerem Anteil anderer nicht zuvor genannter Obstarten, auch Rosinen</td><td>1 Stück</td><td>3</td><td>1</td></tr>
</table>

	Portion	Kalium	Phosphat
Kuchen, Torten mit viel Kakao/Schokolade oder sehr vielen Nüssen oder Mandeln	1 Stück	3	3
Früchtebrot		X	3
Nudeln, Reis (keine Vollkornprodukte), Graupen, Blätterteigpastetchen (2 Stück)	70 g Trocken-gewicht	1	1
Semmelknödel (1 Stück)	100 g		
Grieß, Paniermehl	10 g	0,2	0,2
Stärkemehl, Tortenguß-, helles Puddingpulver	jede Portionsgröße		
Schokopuddingpulver	**jede Portionsgröße**	1	0,2

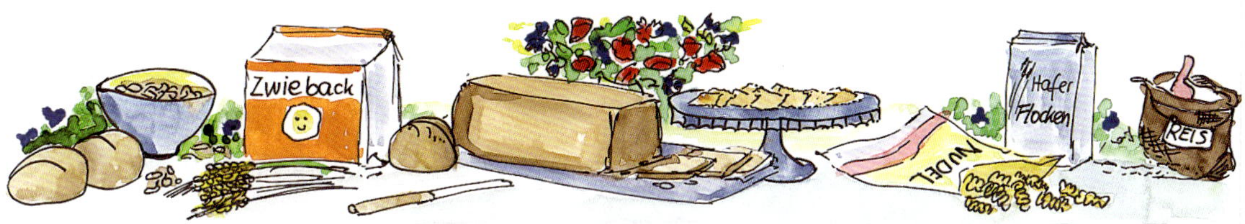

Brot und Kuchen

Was ist drin?

In Vollkornprodukten ist der Kalium- und Phosphatgehalt höher als in Weiß- und Mischbrot.
Wer Kalium-Probleme hat, sollte deswegen Weiß- oder Mischbrot bevorzugen. Der höhere Phosphatgehalt ist dagegen, außer in Roggen-Sauerteigbrot, nicht nachteilig, weil ein großer Teil dieses Phosphates in Phytinsäure fest gebunden ist und vom Darm nicht aufgenommen werden kann. Deswegen wird der Phosphatgehalt von Vollkornprodukten auch nur mit 1 Punkt bewertet.
Sehr salzig sind Kräcker, Laugenbrezel, Käsegebäck, Schinken- und Zwiebelbrötchen und Salzstangen. Auch normalen Broten und Brötchen wird Salz zugesetzt, pro 50 g sind dies immerhin 0,7 g Kochsalz.

Besonders kalium- und phosphatarm sind:

- Weißbrot, Brötchen aus hellem Mehl
- Cornflakes
- Nudeln
- Reis
- Semmelknödel
- Mehlspeisen aus hellem Mehl (Pfannkuchen, Dampfnudeln ...)
- Blätterteig, Strudelteig
- Kuchen und Torten ohne Belag oder mit Heidelbeeren, Preiselbeeren, Sauerkirschen, Pudding oder Quark

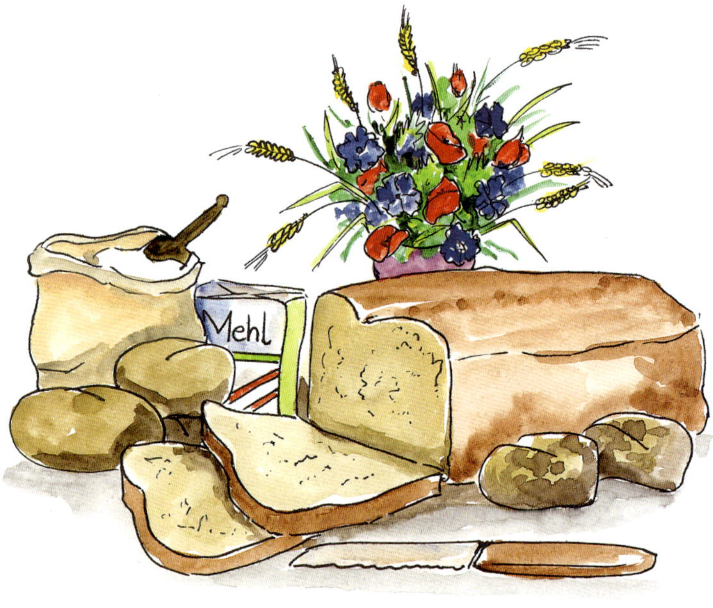

Alle diese kaliumarmen Speisen sind eine ideale Ausgleichsmöglichkeit, um die tägliche Kaliummenge auch dann noch im erlaubten Bereich zu halten, wenn andererseits auch kaliumreiche Gerichte verzehrt werden.
Sauerteig-Vollkornbrote, besonders aus Roggen, sollten Sie meiden, denn beim Gehenlassen mit Sauerteig wird viel zusätzliches Phosphat aus Phytinsäure freigesetzt.
Dies gilt auch für Getreide, das einige Tage vorgekeimt wurde (Keimlinge).
Vollkornnudeln, Vollkorngrieß und Haferflocken haben keinen höheren Gehalt an verwertbarem Phosphat als die entsprechenden Nicht-Vollkornprodukte.
Einzelne Rosinen oder kleine Mengen Mohn, Leinsamen und Sesam in Kuchen, Brötchen oder Brot erhöhen den Kaliumgehalt nicht wesentlich.

Praxistipps

1. **Werden Nudeln oder polierter Reis in viel Wasser gekocht, wird der von Natur aus niedrige Kaliumgehalt noch weiter verringert. Das Kochwasser müssen Sie natürlich abschütten. Nach dem Kochen wiegt eine Portion von 70 g Trockengewicht etwa 200 g. Mit dieser Zubereitungsweise können Sie auch den hohen Kaliumgehalt des Grünkerns auf die Hälfte reduzieren und 60 g statt der in der Tabelle angegebenen 30 g nehmen.**
2. **Sie können den Kaliumgehalt von Müsli verringern, wenn Sie eine kleinere Menge davon mit Cornflakes mischen.**

Reissalat mit Geflügel oder gekochtem Schinken

(3 Kalium- und 3 Phosphatpunkte)

50 g gekochter Reis
20 g Spargel, Dose oder frisch gekocht
20 g Champignons, Dose
20 g Ananaswürfel, Dose
30 g gekochtes Hühnerfleisch oder gekochter Schinken

Für die Soße:

30 g Sahne
10 g Salatmayonnaise
wenig Salz
Zitronensaft
evtl. etwas Ananassaft oder Wasser
eine kleine Prise Zucker
Curry nach Geschmack

Die Flüssigkeit von den Konserven abgießen. Salatzutaten vermischen, Salatsoße herstellen, alles vermengen und gut durchziehen lassen.

Bunter Nudelauflauf

(5 Kalium- und 8 Phosphatpunkte)

70 g Hörnchennudeln
100 g Möhren und Erbsen (aus Dosen oder frisch gekocht)

Für die Eier-Sahnemilch:
1 Ei
30 g Sahne
50 g Wasser
wenig Salz, Pfeffer
Muskat
10 g Margarine für die Form und Flöckchen

Zum Belegen:
20 g geriebener Goudakäse
5 g frischer Schnittlauch

Nudeln kochen, vom Gemüse die Brühe abschütten und beides in eine gefettete Auflaufform geben. Mit der Eier-Sahnemilch übergießen, mit Käse bestreuen und mit Margarineflöckchen belegen. Nach dem Backen mit Schnittlauch garnieren.

Pfannkuchen zum Sattessen

(3 Kalium- und 4 Phosphatpunkte)

70 g helles Mehl
60 g Mineralwasser
40 g Sahne
1 Ei
1 Prise Salz
Margarine zum Ausbacken

Aus Mehl, Mineralwasser, Sahne und Ei einen Pfannkuchenteig herstellen, 15 Minuten quellen lassen. In heißem Fett 2 - 3 Pfannkuchen ausbacken. Nach Belieben mit gekochtem Gemüse, Konfitüre oder Quark füllen.

Ananasbeignets

(2 Kaliumpunkte und 1 Phosphatpunkt)

1/3 Pfannkuchenteig (siehe Rezept oben)
2 Ananasringe, Dose
Margarine zum Ausbacken
Puderzucker

Ananasringe abtropfen lassen, durch den Pfannkuchenteig ziehen und in erhitztem Fett ausbacken. Mit Puderzucker bestäuben.

Müsli

(3 Kaliumpunkte und 1 Phosphatpunkt)

15 g Müsli- oder Haferflocken
15 g Cornflakes
100 g Cocktailfrüchte, Dose, ohne Flüssigkeit
30 g Sahne
etwas Mineralwasser
Zucker nach Geschmack
frischer Zitronensaft

Die Zutaten zu einem Müsli verarbeiten.
Haferflocken bekommen einen nussigen Geschmack, wenn sie in der Pfanne leicht angeröstet werden. Eine Fettzugabe ist nicht erforderlich.

Cornflakes mit Fruchtmilch
(2 Kaliumpunkte und 1 Phosphatpunkt)

50 g Cornflakes
30 g Sahne
50 g Mineralwasser
50 g kaliumarme Früchte, frisch gekocht oder Konserve, ohne Flüssigkeit
Zucker nach Geschmack
Zitronensaft

Die Früchte unter Zugabe von Mineralwasser mixen, Sahne zugeben und mit Zucker und Zitronensaft abschmecken.
Wer an anderer Stelle Kalium einspart, kann auch frische Erdbeeren nehmen.

Sandwaffeln
Grundrezept für 10 Waffeln
(Ein Stück enthält 1 Kalium- und 1 Phosphatpunkt)

250 g Margarine
4 Eier
200 g Zucker
1 Päckchen Vanillezucker
1 Prise Salz
125 g Weizenmehl
125 g Speisestärke
etwas abgeriebene Zitronenschale

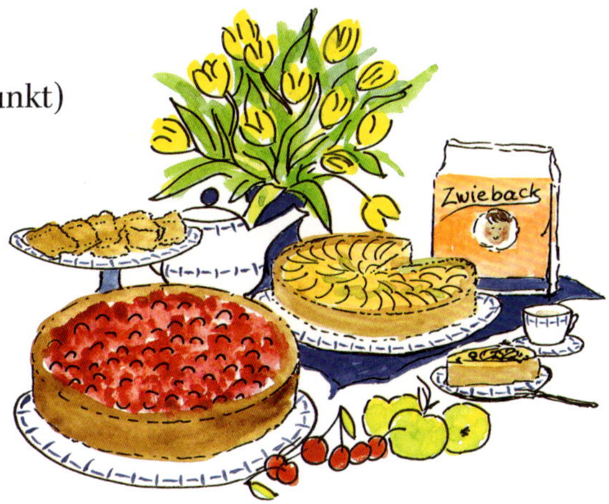

Fett sahnig rühren, nach und nach Eigelb, Zucker, Vanillezucker und Salz dazugeben. Mehl und Speisestärke mischen und portionsweise hineinrühren. Zuletzt das steifgeschlagene Eiweiß locker unterziehen. Waffeleisen leicht einfetten und Waffeln darin zu schöner Farbe backen.

Backtriebmittel

<table>
<tr><th></th><th>Portion</th><th>Kalium</th><th>Phosphat</th></tr>
<tr><td>Hefe</td><td>4 g</td><td rowspan="2">0,2</td><td rowspan="2">0,2</td></tr>
<tr><td>Hirschhornsalz, ABC-Trieb,
Natron + Essig,
Natron + Zitronensaft</td><td></td></tr>
<tr><td>Backpulver</td><td>1 g</td><td>0,2</td><td>1</td></tr>
<tr><td>Weinstein-Backpulver</td><td>1 g</td><td>1</td><td>0,2</td></tr>
<tr><td>Pottasche</td><td></td><td>X</td><td>0,2</td></tr>
</table>

Die in der Tabelle angegebenen Portionsgrößen beziehen sich auf den üblichen Bedarf an Backtriebmitteln pro Portion. Richten Sie sich beim Backen jeweils nach der Angabe Ihres Rezeptes.

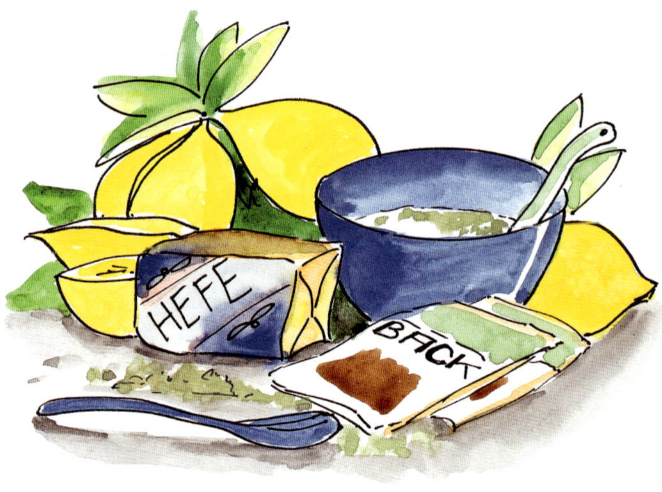

Was ist drin?

Backpulver besteht meistens aus Phosphaten verschiedener Herkunft als Säuerungsmittel.
Natron (Natriumhydrogencarbonat) und Hirschhornsalz (Ammoniumhydrogencarbonat, ABC-Trieb) enthalten weder Kalium noch Phosphat.

Praxistipps

1. **Natron und Essig oder Natron und Zitronensaft sind altbewährte Backtriebmittel, die Sie selbst herstellen können. Sie sind nahezu frei von Kalium und Phosphat (Rezepte S. 68 und 69).**
2. **Hefe enthält kleinere Mengen an Kalium und Phosphat.**
3. **Hirschhornsalz oder Natron für Flachgebäcke enthalten weder Kalium noch Phosphat (z. B. Amerikaner, Weihnachtsgebäck, käufliche Kekse).**
4. **Weinstein-Backpulver (Reformabteilungen) ist phosphatfrei, enthält aber Kalium.**

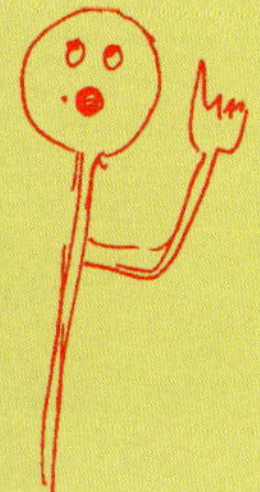

Vorsicht!
Pottasche ist eine Kaliumbombe mit über 50 % Kaliumanteil (Kaliumkarbonat).

Grundrezept für einen Teig mit Backpulver-Ersatz aus Natron und Essig

500 g Mehl
1 gestrichener Teelöffel Natron
5 Eßlöffel Essig (5 %, geschmacksneutral; evtl. aus Essigessenz verdünnen)

Das Natron wird zunächst unter das Mehl gemischt und dann dem nahezu fertig gerührten Teig der Essig zugegeben. Natron und Essig dürfen erst im Teig zusammenkommen, sonst beginnt die Triebwirkung zu früh.
Für Kleingebäck und Gebäckstücke, die unter Verwendung von Quark hergestellt werden, entfällt die Zugabe von Essig.

Wir haben diese Rezeptur für Rührteig selbst ausprobiert. Der Teig ist beim Backen sehr gut gegangen, vom Essig war hinterher nichts mehr zu schmecken.

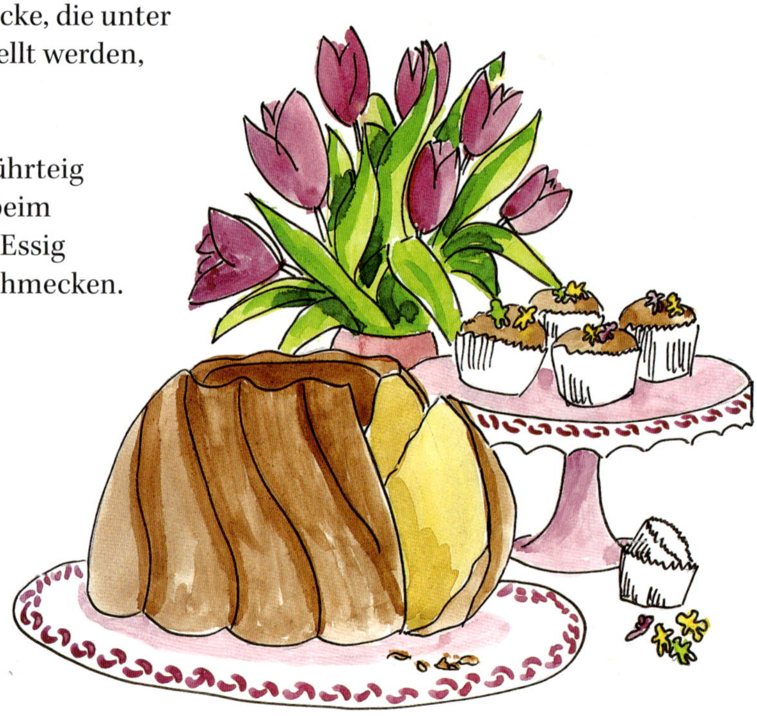

Kleiner Dialysekuchen mit Backpulver-Ersatz aus Natron und Zitronensaft

Grundrezept für 16 Stück
(Ein Stück enthält 0,2 Kalium- und 0,2 Phosphatpunkte)

100	g Margarine
	abgeriebene Schale von $^1/_2$ Zitrone
125	g Zucker
2	Eier
50	g Stärkemehl
75	g Mehl
$^1/_4$	gestrichener Teelöffel Natron
2	Teelöffel Zitronensaft (= 10 ml)

(Einen gestrichenen Teelöffel Natron gleichmäßig auf einer Untertasse verteilen und ein Viertel davon abstreichen.)

Das Fett in eine Schüssel geben. Zitronenschale, Zucker, Eier, Stärkemehl, Mehl und als letztes Natron daraufgeben. Mit dem Handrührgerät etwa 2 Minuten auf höchster Stufe rühren. Zitronensaft zum Schluß unterrühren. Den fertigen Teig in eine mit Backpapier ausgelegte Kastenform füllen und im vorgeheizten Backofen bei 175 - 200 °C etwa 60 Minuten backen. Den noch heißen Kuchen nach Belieben mit einem Guß aus Puderzucker und Zitronensaft bestreichen oder nur mit Puderzucker bestäuben.

Prickelnde Brausetörtchen

Ersetzen Sie bei dem vorherigen Grundrezept Natron und Zitronensaft durch 2 Päckchen Brausepulver. Am besten schmecken Zitronen- und Orangengeschmack. Füllen Sie jeweils einen gut gehäuften Eßlöffel Teig in Papier-Backförmchen und backen Sie die kleinen Törtchen bei mittlerer Hitze ab. Die noch lauwarmen kleinen Kuchen mit Zitronenguß bestreichen. Gummibärchen oben darauf gesetzt erfreuen Kinderherzen.

Kartoffeln

		Portion	Kalium	Phosphat
Kartoffeln, nach optimaler Vorschrift gewässert und gekocht	Praxistip Seite 72	180 g	3	1
Kartoffeln, geviertelt, Kartoffelsalat, Knödel, Kartoffelpüree aus Fertigpulver	gekocht in viel Wasser, das weggegossen wird	180 g	5	1
rohe Kartoffeln, Bratkartoffeln aus rohen Kartoffeln, Folienkartoffeln, Kartoffeln im Eintopf, Kroketten, Pellkartoffeln, Reibekuchen	extrem kaliumreich, da bei der Zubereitung kein Kaliumverlust entsteht	180 g	X	1
Pommes frites, Kartoffelchips	verboten!		X	3

Was ist drin?

Kartoffeln sind eine wertvolle Kohlenhydratquelle. Leider enthalten sie sehr viel Kalium. Kartoffeln sind deswegen nur erlaubt, nachdem ein Teil des Kaliums durch Wässern entfernt worden ist. Dabei ist die Art des Wässerns von großer Bedeutung.
Unter dem Praxistip auf der nächsten Seite hat *Björn Schott* eine Methode beschrieben, mit der bis zu 80 % des Kaliums herausgelöst werden können.
Diese optimal gewässerten und gekochten Kartoffeln können Sie für selbstgemachte Kartoffelgerichte wie Püree, Kroketten, Puffer, Röstis, Bratkartoffeln und Kartoffelsalat verwenden;
der Kaliumgehalt ist dann pro 180 g Kartoffeln (**Roh**gewicht) mit 3 Punkten anzurechnen. Durch Braten und Fritieren entsteht aber ein starker Gewichtsverlust.

Bei nicht gewässerten Kartoffeln kann der Gewichtsverlust den schon bei der rohen Kartoffel sehr hohen Kaliumgehalt pro 100 g mehr als verdoppeln. Deswegen wird von Pommes frites und Kartoffelchips dringend abgeraten!

Käufliche Kartoffel-Fertiggerichte sind in ihrem Kaliumgehalt schwer einzustufen, im Zweifelsfall lieber darauf verzichten oder selber machen.

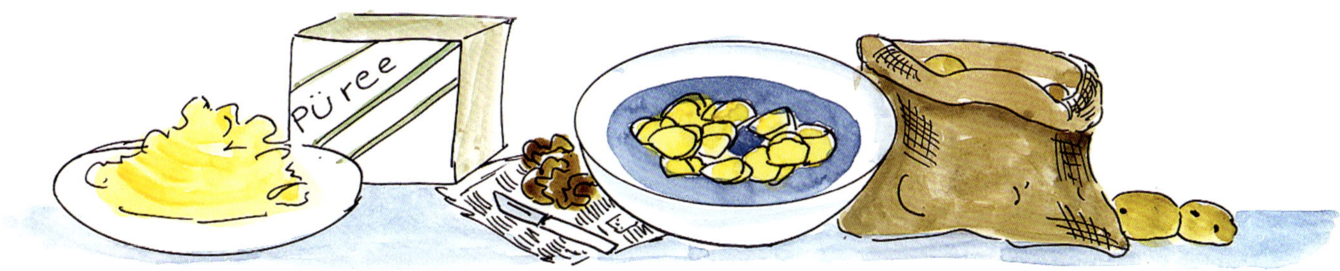

Praxistip von Björn Schott

Zubereitung von optimal gewässerten und gekochten Kartoffeln

- *Die Kartoffeln 2 - 3 mm dick schälen und in kleinere Stücke schneiden. Je kleiner, desto mehr Kalium wird herausgelöst.*
- *Zum Wässern die geschnittenen Kartoffeln in der 10fachen Menge Wasser auf 70 °C erwärmen. Dazu Temperatur mit Bratenthermometer überprüfen, das Sie im Haushaltswarengeschäft kaufen können.*
- *Langsam abkühlen lassen. Dafür Isoliergefäß oder Wolldecke verwenden.*
- *Nach 3 Stunden das Wässern beenden und das Wasser abgießen.*
- *Mit frischem kaltem Wasser, so daß die Kartoffeln ausreichend bedeckt sind, zum Kochen aufsetzen.*
- *Nach dem Garen das Kochwasser wegschütten.*

Die Zahlenangaben sind wichtige Orientierungswerte, um sich mit der Methode vertraut zu machen. Sie müssen aber nicht pedantisch genau eingehalten werden. Entscheidend ist, daß das Wässern in warmem (70 °C) Wasser erfolgt, weil dadurch die Zellstrukturen zerstört und erst so wesentliche Mengen an Kalium herausgelöst werden können. Wenn die Kartoffeln allerdings in zu heißem Wasser gewässert werden, tritt ein unerwünschter „Vorkocheffekt" auf, und die Kartoffeln zerfallen im Wässerungswasser. Deswegen auch keine mehlig kochenden Kartoffeln verwenden.

Kartoffelbrei

(2 Kalium- und 2 Phosphatpunkte)

150 g festkochende Kartoffeln
50 g Sahne-Wasser-Gemisch

Die nach optimaler Vorschrift gewässerten und in leicht gesalzenem Wasser gekochten Kartoffeln abgießen, stampfen und mit dem zuvor erhitzten Sahne-Wasser-Gemisch verschlagen. Nach Belieben mit Muskat abschmecken.

Kartoffelsalat

(4 Kalium- und 4 Phosphatpunkte)

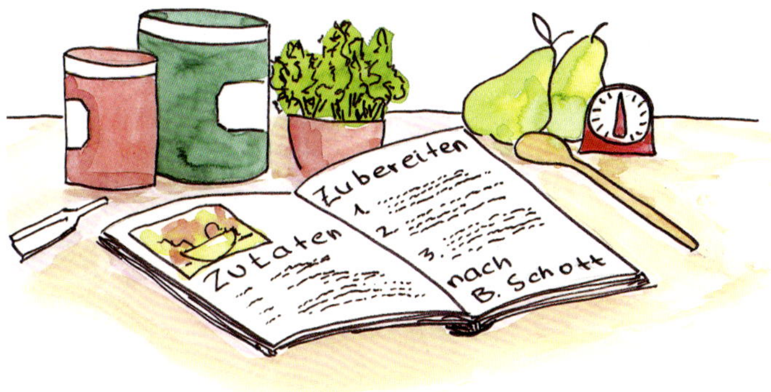

180 g Kartoffeln
10 g Rückenspeck, fein gewürfelt
10 g Gewürzgurke, fein gewürfelt
1 Teelöffel Zwiebelwürfel
Gurkenbrühe, Essig
wenig Senf
wenig Salz, Pfeffer
1 Teelöffel Öl
1 hartgekochtes Ei
5 g frische Schnittlauchröllchen und Dill

Die optimal gewässerten Kartoffeln kochen, abkühlen lassen und in Scheiben schneiden. Den Speck in der Pfanne auslassen und Fett abgießen. Speck mit der Gewürzgurke zu den Kartoffeln geben. Aus Gurkenbrühe, Essig und evtl. etwas Wasser einen Sud herstellen, mit Senf, Salz und Pfeffer mild würzen. Zusammen mit den Zwiebeln leise kochen lassen und über die Kartoffeln gießen. Öl und einen Teil der Kräuter untermengen und abschmecken. Mit Ei und den restlichen Kräutern garnieren.

Gemüse, Salate, Hülsenfrüchte

		Portion	Kalium	Phosphat
Gurke (s. Text)		100 g	1	1
Lauch, Spargel	gekocht, ohne Flüssigkeit	100 g	1	1
Eisbergsalat, Zwiebel		70 g	1	1
Kopfsalat, Radieschen		50 g	1	1
Auberginen, grüne Bohnen, Chicorée, Chinakohl, Karotten, Paprika, Rhabarber, Rotkraut, Sauerkraut, Sojasprossen, Steckrüben (Kohlrüben), Wachsbohnen, Weißkraut, Wirsing, Zucchini	roh	100 g	3	1
	gekocht, ohne Flüssigkeit	150 g	3	1
Endivien, Feldsalat;	roh	50 g	3	1
Blumenkohl, Erbsen, grün, Kürbis, Mais, Rote Bete, Sellerie, Tomate	gekocht, ohne Flüssigkeit	100 g	3	1
Kohlrabi, Mangold	gekocht, ohne Flüssigkeit	150 g	3	1
Bleichsellerie, Rettich	roh	100 g	5	1
Fenchel, Grünkohl, Spinat	gekocht, ohne Flüssigkeit; nicht roh verzehren	100 g	5	1

		Portion	Kalium	Phosphat
Broccoli, Dicke Bohnen, Rosenkohl, Schwarzwurzeln	gekocht, ohne Flüssigkeit	150 g	5	3
Hülsenfrüchte Linsen, getrocknet Erbsen, getrocknet	für Suppe	40 g		
Bohnen, weiß, getrocknet		40 g	X	3

Die angegebenen Mengen von Gemüse und Salat beziehen sich immer auf die rohe, geputzte Ware.

Was ist drin?

Gemüse und Salate enthalten meistens relativ wenig Phosphat und sehr unterschiedliche Mengen an Kalium. Wegen ihres hohen Vitamingehaltes sollten Sie auf Gemüse und Salate nicht verzichten. Sie können sogar geeignete Sorten in den angegebenen Mengen roh verzehren; damit haben Sie etwas Erfrischendes.
Getrocknete Hülsenfrüchte (besonders Bohnen) sind ausgesprochen kalium- und phosphatreich und sollten möglichst gemieden werden.

Praxistipps

1. *Weil sich Kalium sehr gut in Wasser löst, läßt sich der Kaliumgehalt durch folgende Maßnahmen erheblich verringern:*
   - *Kochen von zuvor kleingeschnittenem Gemüse in viel Wasser; Flüssigkeit wegschütten*
   - *Blanchieren oder Abbrühen (ist aber nicht so wirkungsvoll wie Kochen)*
   - *Flüssigkeit aus Dosen und Gläsern sowie von sauer Eingelegtem wegschütten*
   - *von Tiefkühlkost Auftauflüssigkeit wegschütten*
2. *Bei sauer eingelegtem Gemüse sind besonders Gurken empfehlenswert (sehr wenig Kalium und fast kein Phosphat).*
3. *Konserven sind meistens erheblich gesalzen, z. B. Sauerkraut und Faßbohnen. Deswegen das Gemüse mit Wasser abspülen, oder salzarme Gemüsekonserven in Reformabteilungen kaufen, oder z. B. Gurken selbst in Essigwasser und Gewürzen einlegen.*
4. *Gedünstetem Gemüse wird beim Garen nur wenig Wasser zugegeben, so daß der Kaliumgehalt nicht bzw. kaum reduziert wird. Es ist daher nicht besonders zu empfehlen.*
   - *Gurkengemüse, als besonders kaliumarmes Gemüse, kann jedoch gedünstet werden. Wenn Sie die dabei entstehende Gurkenbrühe abgießen, erhöht sich das Portionsgewicht auf 150 g.*
5. *Grüne Bohnen müssen immer gekocht werden, da sie roh giftig sind.*
6. *Eintöpfe haben einen hohen Kalium- und Flüssigkeitsgehalt.*
   Hülsenfrüchte haben dazu noch einen hohen Phosphatgehalt.
   Beides gilt als nicht empfehlenswert.

Gemüse mit heller Grundsoße

(Die Soße enthält 1 Kalium- und 1 Phosphatpunkt)

Eine Portion Gemüse entsprechend der Tabelle auswählen.

Für die Grundsoße:

5	g	Margarine
7	g	Mehl
30	g	Sahne
80	g	Wasser
		wenig Salz, Feinwürzmittel
		Muskat
		Zitronensaft oder Essig

Aus Margarine und Mehl eine helle Schwitze herstellen, mit Sahne und Wasser ablöschen, durchkochen, nach Geschmack würzen und über das heiße Gemüse gießen.

Dicker Gemüseeintopf

Jeweils kaliumarmes Gemüse und Kartoffeln nach Vorschrift (S. 72) kochen, Kochflüssigkeit wegschütten und beides anschließend zu einem „Durcheinander“ vermischen. Etwas angeschwitzte Zwiebel gibt dem Ganzen einen herzhaften Geschmack.
Wer statt Kartoffeln Reis oder Nudeln verwendet, spart zusätzlich Kalium ein.

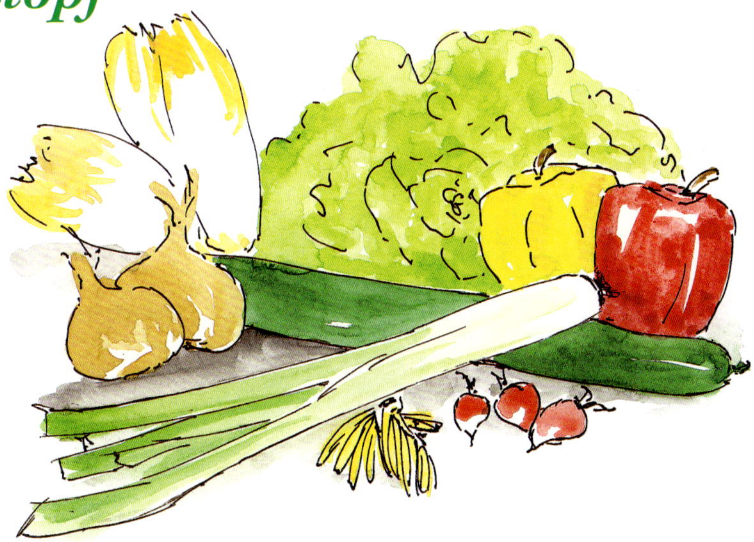

Kräuter, Gewürze, Salatsoßen, Pilze

	Portion	Kalium	Phosphat
Kräuter, Gewürze			
Salz, Jodsalz, Feinwürzmittel	sparsam		
Essig; Oliven	bis 30 g		
Basilikum, Dill, Kerbel, Kresse, Kümmel, Lorbeer, Oregano, Paprika, Pfeffer, Schnittlauch u. a.	5 g	0,2	0,2
Senf	15 g		
Petersilie	5 g		
Meerrettich, Tomatenketchup und ähnliche Soßen, Brühwürfel, gekörnte Brühe, flüssige Würzmittel	15 g	1	0,2
Tomatenmark	15 g	3	0,2
Salzersatz (streng verboten, da Kaliumbombe!)			0,2

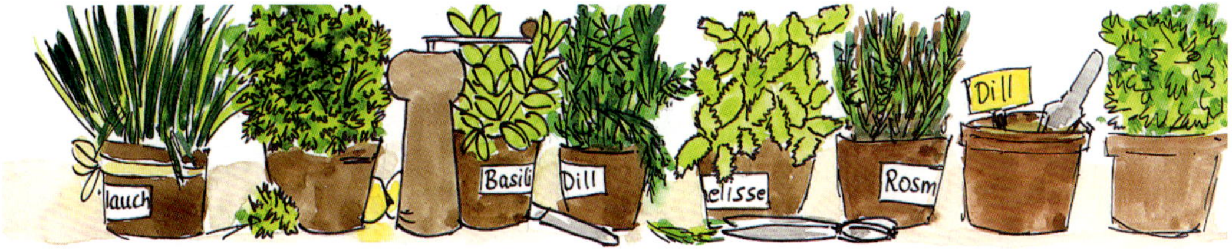

	Portion	Kalium	Phosphat
Käufliche Salatsoßen			
Salatsoße mit Mayonnaise	50 g	0,2	0,2
Essig-Öl-Soßen	20 g		
Salatsoße mit Joghurt oder saurer Sahne	50 g	1	1
Selbstgemachte Soßen Punktbewertung siehe Rezepte			
Pilze			
Champignons, Pfifferlinge — gekocht oder aus Dosen, ohne Flüssigkeit	100 g	3	1
Pilze, roh, tiefgefroren, gedünstet, gebraten (Pfanne!), getrocknet		X	1

Kräuter, Gewürze, Würzmittel

Was ist drin?

Speisesalz besteht aus einer Verbindung von Natrium und Chlorid. Zum Würzen der Speisen empfiehlt sich Jodsalz, welches zum Teil auch verarbeiteten Lebensmitteln, z. B. Brot, zugesetzt ist. Da Salz aber durstig macht, können Sie es durch Kräuter und reine Gewürze ersetzen.
Bereits Tomatenketchup ist relativ kaliumreich, in Tomatenmark ist der Kaliumgehalt extrem hoch.

Essig, Öl und Mayonnaise enthalten kaum Kalium und Phosphat. Erst durch Zugabe von Milchprodukten (Joghurt, Dickmilch, saure Sahne) werden höhere Kalium- und Phosphatmengen erreicht.

Mit Ausnahme von Austernpilzen sind Pilze sehr kaliumreich. Sie sollten deshalb nicht roh, tiefgekühlt, geschmort oder gebraten (Pilzpfanne auf Jahrmärkten!) verzehrt werden, sondern nur nach Kochen (Dosen, Gläser) und Wegschütten der Flüssigkeit; auch dann ist aber der Kaliumgehalt noch recht hoch.
Getrocknete Pilze sollten Sie wegen ihres extrem hohen Kaliumgehaltes meiden.

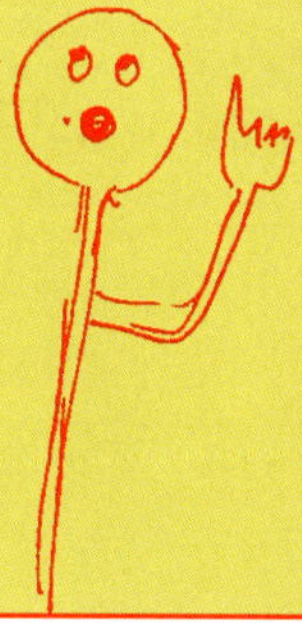

Warnung:
Salzersatz (Diätsalz) auf Kaliumbasis ist strengstens verboten!

Praxistipps

1. Statt zum Salztopf zu greifen, können Sie mit Gewürzkräutern, Trockengewürzen, aber auch mit Essig, gebräunter Zwiebel, Zitronensaft und einer kleinen Prise Zucker den Eigengeschmack der Speisen verstärken.
2. Frische Kräuter erst nach dem Kochen zugeben, damit der Geschmack und die Vitamine erhalten bleiben.
3. Aus besonders salzigen Lebensmitteln, wie z. B. Hering, Handkäse, Schafskäse und Kasseler Fleisch, läßt sich durch Wässern der Salzgehalt erheblich vermindern.
4. Achten Sie bei der Verwendung von Senf darauf, daß Sie die Speisen weniger salzen.
5. Nehmen Sie, wo es geschmacklich paßt, statt Tomatenketchup Mayonnaise oder Senf, der aber salzig ist.

Würzkonzentrat als Geschmacksgeber für warme Soßen

Grundrezept für vier Portionen
(Eine Portion enthält 0,2 Kalium- und 0,2 Phosphatpunkte)

	Wasser
	Essig
5	weiße Pfefferkörner (nach Belieben auch ein Lorbeerblatt)
25	g Schalotten

In wenig Essigwasser zerdrückte Pfefferkörner und feingeschnittene Schalotten einkochen lassen, bis nur noch etwas Flüssigkeit übrig bleibt.
Mit diesem Gewürzkonzentrat können Sie Gemüse- und Fleischsoßen abschmecken und dabei Salz einsparen.

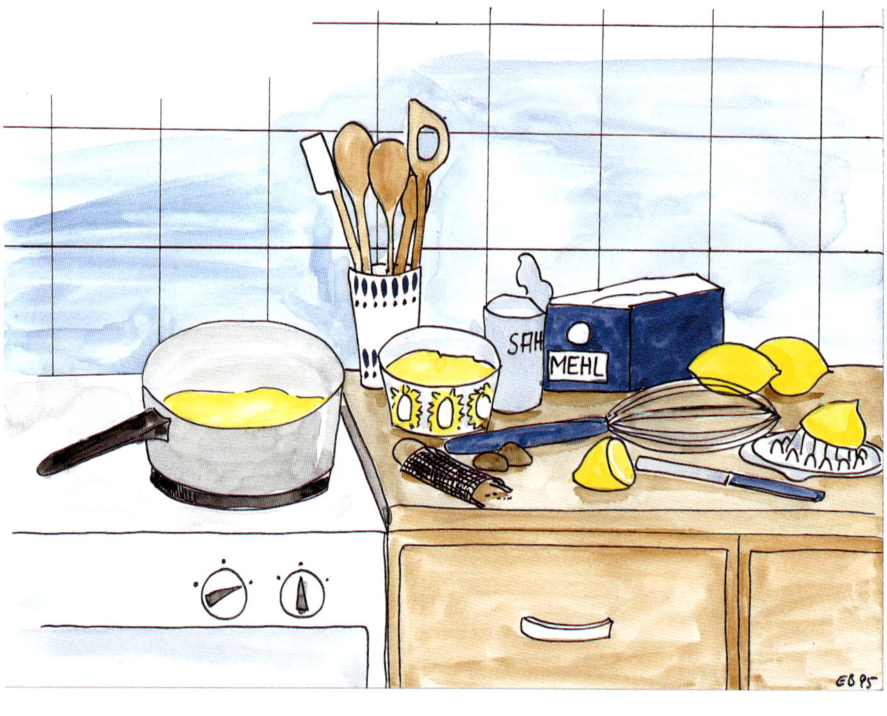

Essig-Öl-Soße mit Schnittlauch

(0,2 Kalium- und 0,2 Phosphatpunkte)

10 g Essig
5 g Öl
wenig Wasser
3 g Zwiebeln
wenig Senf
wenig Salz, Pfeffer
Zucker nach Geschmack
3 g Schnittlauch

Salatsoße mit saurer Sahne

(1 Kalium- und 1 Phosphatpunkt)

30 g saure Sahne
10 g Salatmayonnaise
2 g feine Zwiebelwürfel
2 g gehackte Kräuter
wenig Senf oder Salz
Pfeffer
Zucker nach Geschmack

Die Zutaten zu einer Soße verrühren, eventuell mit wenig Wasser verdünnen und mit den gewünschten Salatzutaten vermischen.

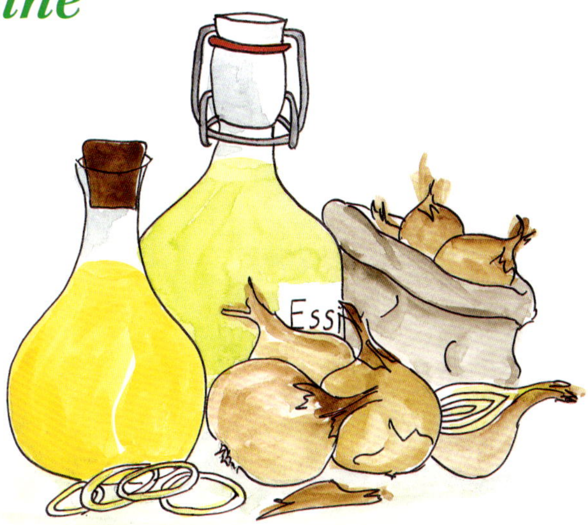

Remouladensoße

(1 Kalium- und 1 Phosphatpunkt)

30 g saure Sahne
10 g Salatmayonnaise
1 g Dill
5 g Essiggurke
5 g Apfel
wenig Salz, Pfeffer und Essig

Sahne-Salatsoße

(0,2 Kalium- und 0,2 Phosphatpunkte)

20 g süße Sahne
10 g Salatmayonnaise
10 g Mineralwasser
wenig Salz, Pfeffer und Essig

oder „süß" abgeschmeckt:
wenig Zitronensaft und Zucker

Frankfurter Grüne Soße mit Ei

(3 Kalium- und 4 Phosphatpunkte)

1 hartgekochtes Ei

Für die Grüne Soße:
30 g Dickmilch
50 g saure Sahne
10 g Salatmayonnaise
wenig Senf
wenig Salz, Pfeffer
1 kleine Prise Zucker
etwas Zitronensaft oder Essig
3 g frische gehackte Kräuter (Schnittlauch, Dill, Kerbel, Pimpernell, Borretsch, Estragon, Petersilie)

Aus den Zutaten eine kalte Soße herstellen. Ei hacken und zugeben. Dazu passen sehr gut optimal gewässerte und gekochte Kartoffeln (Praxistipp S. 72) und grüner Salat.

Rezepte für weitere Soßen bei Fleisch, Fisch, Ei, Brot/ Reis, Kartoffeln, Gemüse und Obst

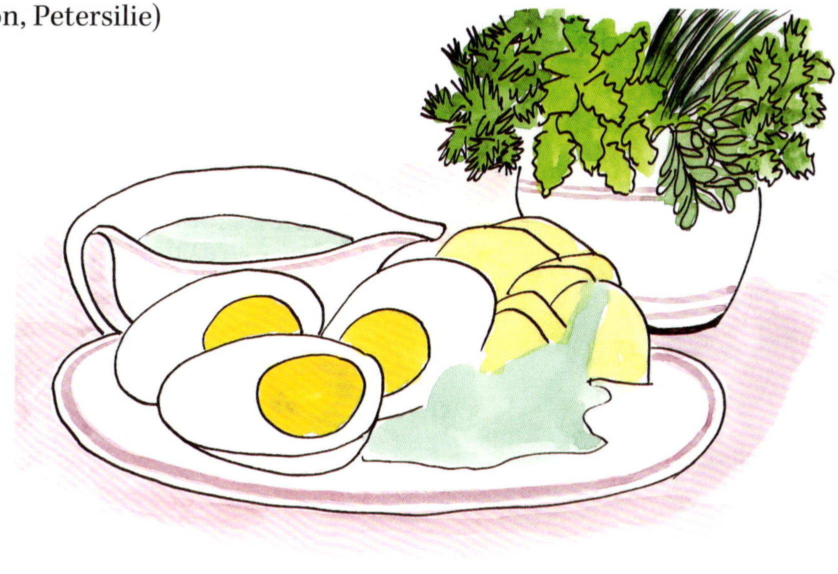

Obst, Nüsse, Samen

		Portion	Kalium	Phosphat
Apfel, Birne, Erdbeere, Heidelbeere, Preiselbeere, Sanddorn, Sauerkirsche, Zitronensaft	roh, tiefgefroren, Mus, gekocht (auch Konserven), **mit** Saft	100 g	1	0,2
Ananas, Brombeere, Grapefruit, Himbeere, Johannisbeere, Mandarine, Mango, Mirabelle, Orange, Pfirsich, Pflaume, Reineclaude, Stachelbeere, Süßkirsche, Wassermelone, Weintraube, rot und weiß	gekocht (auch Konserven), **ohne** Saft	100 g	1	0,2
	roh oder tiefgefroren	100 g	3	0,2
Aprikose, Banane, Honigmelone, schwarze Johannisbeere, Kiwi, Nektarine	gekocht (auch Konserven), **ohne** Saft	100 g	3	0,2
	roh oder tiefgefroren	100 g	5	0,2
Avocado		100 g	✗	1

	Portion	Kalium	Phosphat
Trockenobst I: Apfel, Birne, Dattel, Feige, Korinthe, Pflaume, Rosine, Sultanine	50 g	5	1
Trockenobst II: Aprikose, Banane, Pfirsich	50 g	X	1
Nüsse und Samen: Cashew-Nuß, Erdnuß, Haselnuß, Kastanie, Kokosflocken, Mandel, Mohn, Paranuß, Sonnenblumenkerne, Walnuß	50 g	5	5
Pistazienkerne	50 g	X	5

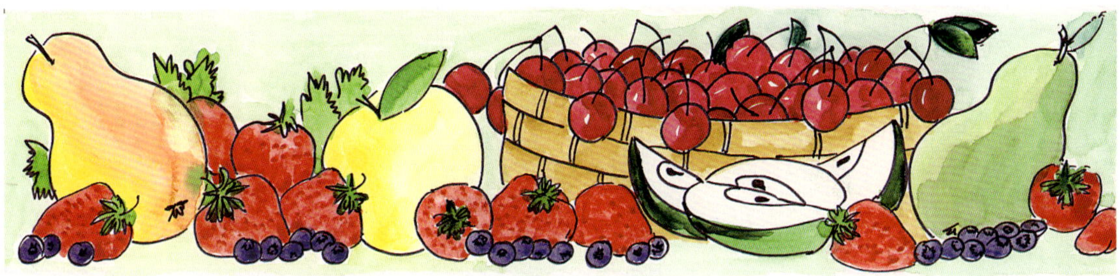

Obst, Nüsse, Samen

Was ist drin?

Alle Obstsorten enthalten sehr geringe Phosphatmengen, mit Ausnahme von Trockenobst, dessen Gehalt geringfügig höher liegt. Hingegen enthält die Gruppe der Nüsse und Samen sehr viel Phosphat. Der Kaliumgehalt kann erheblich sein. Besonders bei Trockenobst, aber auch bei Nüssen und Samen ist größte Vorsicht geboten; lieber ganz darauf verzichten und die folgenden Praxistips beachten.
Wenn rohen oder Tiefkühl-Früchten zum Kochen Wasser zugegeben wird, wie es sowohl in der eigenen Küche als auch bei der Herstellung von Konserven erfolgt, verteilt sich das Kalium fast gleichmäßig auf Frucht und Flüssigkeit. Wenn beides verzehrt wird, bleibt die Gesamtkaliummenge so hoch wie in der rohen Frucht.

Praxistipps

1. ***Da ein Dialysepatient wegen seines häufigen Durstes am liebsten frische und saftige Obstsorten verzehren möchte und auch viel Vitamine aufnehmen sollte, sei besonders auf die erste Gruppe in der Tabelle hingewiesen. Diese Obstsorten können teilweise aus dem Garten frisch verzehrt werden, wobei Sie aber darauf achten müssen, daß eine Portion von 100 g nicht viel ist.***
2. ***Bei selbstgekochtem Obst oder bei Dosen- oder Glaskonserven können Sie den Kaliumgehalt durch Abgießen des Saftes erheblich verringern (siehe Tabelle). Wenn Sie das Saftige lieben, können Sie den abgegossenen Saft durch einen selbstgemachten, fast kaliumfreien Saft aus Wasser, Zitrone und Zucker ersetzen.***

Tortenguß

Grundrezept mit insgesamt
1 Kaliumpunkt und 0,2 Phosphatpunkten.

$^{1}/_{4}$ Liter Wasser
3 Eßlöffel frisch ausgepreßter Zitronensaft
1 Päckchen Tortenguß
2 schwach gehäufte Eßlöffel Zucker

Im Reformhaus gibt es kaliumfreies Tortengußpulver zu kaufen.

Von dem Wasser 3 Eßlöffel abnehmen und durch den Zitronensaft ersetzen.
Den Tortenguß mit dem Zucker und etwas Zitronenwasser glattrühren. Restliches Zitronenwasser zum Kochen bringen, mit dem angerührten Tortenguß binden, $^{1}/_{2}$ Minute kochen lassen und über den belegten Tortenboden geben.

Gedünsteter Apfel mit Vanillesoße

(1 Kalium- und 1 Phosphatpunkt)

1 mittelgroßer Apfel mit Schale
Zucker
Zitronensaft oder 1 Stück Zimtstange
und eventuell eine Gewürznelke

Für die Vanillesoße:
30 g Sahne
70 g Wasser
1 Teelöffel Vanillesoßenpulver (zum Kochen)
1 Teelöffel Zucker

Zuerst die Vanillesoße nach Packungsvorschrift kochen.
Den Apfel schälen und das Kerngehäuse ausstechen.
In einer kleinen Kasserolle soviel Wasser zum Kochen bringen, daß der Apfel ganz bedeckt ist. Mit Zucker und Zitronensaft abschmecken.
Bei geringer Hitzezufuhr den Apfel weich dünsten, aus der Flüssigkeit herausnehmen und mit der Vanillesoße heiß oder kalt servieren.

Süßes

	Portion	Kalium	Phosphat
Weißer Zucker, Bienenhonig, Fruchtzucker, Sorbit, Bonbons, Kaugummi		0,2	0,2
Gelee, Konfitüre, Marmelade, Fruchtgummi (Gummibärchen), Geleefrüchte, Karamellen, Fruchteis, brauner Zucker – alle Sorten	50 g	1	0,2
Milchspeiseeis (alle Sorten)	2 Kugeln	1	1
Popcorn, Puffreis, Pralinen, Mohrenköpfe	50 g		
Apfelkraut, Birnenkraut, Pflaumenmus	50 g	3	0,2
Krokant, Marzipan, Müsli-Riegel, Nuß-Nougat-Brotaufstrich, Schokolade (dunkel und hell)	50 g	3	3
einzelne Lakritzprodukte, Rübensirup	50 g	5	3

Was ist drin?

Erfreulich: Die meisten Süßigkeiten enthalten sehr wenig Phosphat, und auch der Kaliumgehalt ist nicht übermäßig hoch. Nur bei Leckereien, zu deren Herstellung viel Kakao, Nüsse, Mandeln und Getreide verwendet werden, liegen die Werte höher. Weniger erfreulich: Einzelne Lakritz-Produkte enthalten sehr viel Kalium und müssen wie Rübensirup pro 50 g mit 5 Kaliumpunkten bewertet werden. Deswegen auf beides verzichten.

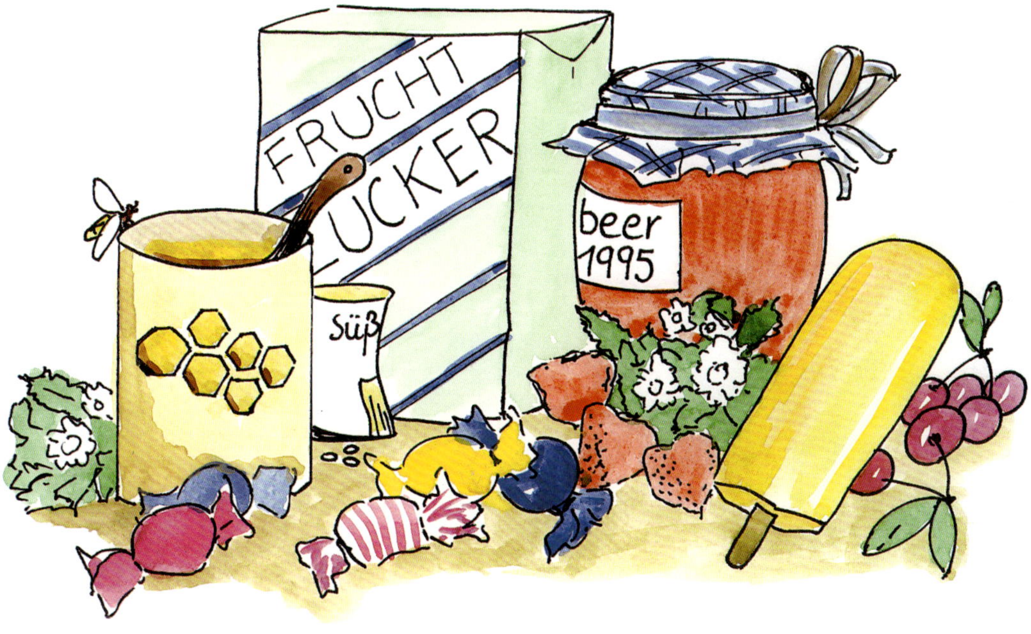

Praxistipps

1. Weißen Zucker verwenden. Brauner Zucker enthält wesentlich mehr Kalium.
2. Der Kaliumgehalt in Marmeladen, Konfitüren und Gelees steigt mit dem Fruchtanteil. Eine kaliumarme Marmelade erhalten Sie, wenn Sie einen Gelierzucker nehmen, der mit der gleichen Menge Früchten gekocht wird (1 : 1).
3. Ohne Milch hergestelltes Fruchteis ist besonders phosphatarm und wird oft als „Eis am Stiel" angeboten; Sie erkennen es daran, daß es durchscheinend ist.
4. Nehmen Sie Fruchtgummis, die mit künstlichen Aromen, ohne natürlichen Fruchtsaft und ohne Joghurt hergestellt sind. Sie enthalten fast kein Kalium und sind wie Zucker zu bewerten. Sie sind auch ein guter Ersatz für Lakritz.
5. Wenn schon Schokolade, dann weiße Schokolade, die etwa ein Viertel weniger Kalium enthält als braune. Dennoch ist eine Portion weiße Schokolade mit 3 Kaliumpunkten zu berechnen. Zwischen Nuß- und anderer brauner Schokolade bestehen beim Kalium- und Phosphatgehalt keine nennenswerten Unterschiede.
6. Statt der kalium- und phosphatreichen Pralinen mit Nüssen, Mandeln oder Nougat sollten Naschkatzen solche mit Frucht- oder Alkoholfüllung auswählen.
7. Wenn Pflaumenmus durch stundenlanges Kochen eingedickt wird, konzentriert sich auch der Kaliumgehalt! Stattdessen sollten Sie lieber Pflaumenmarmelade selbst herstellen, wie unter Praxistipp 2 beschrieben.

Haferkrokant

Grundrezept für 16 Tortenstücke
(Eine Portion enthält 0,2 Kalium- und 0,2 Phosphatpunkte)

25 g zartblättrige Haferflocken
25 g Zucker
1 haselnußgroßes Stück Butter

Zum Garnieren von Torten können Sie im Gegensatz zu Mandel- oder Haselnußkrokant einen kaliumärmeren Krokant mit Haferflocken herstellen:
Haferflocken zusammen mit Zucker und Butter in einer Pfanne goldgelb rösten, erkalten lassen, den Kuchen damit bestreuen.

Eisbecher Pfirsich Melba

(2 Kalium- und 2 Phosphatpunkte)

50 g Vanilleeiscreme
30 g gekochter Pfirsich, ohne Saft

Für die Himbeersoße:
25 g Himbeeren
30 g Wasser
$^1/_2$ Teelöffel Kartoffelstärkemehl
$^1/_2$ Teelöffel Zitronensaft
Zucker nach Geschmack

Pfirsich in Fächer schneiden und zusammen mit dem Vanilleeis in ein Glasschälchen geben.
Himbeeren und Wasser zum Kochen bringen. Kartoffelstärkemehl mit etwas zusätzlichem Wasser anrühren und die Fruchtsoße damit binden. Mit Zitronensaft und Zucker abschmecken und heiß über den Eisbecher gießen.

Fette

	Portion	Kalium	Phosphat
Butter, Margarine, Mayonnaise, Öl, Rückenspeck (grüner Speck)		0,2	0,2
Crème fraîche, Remoulade, Sahne (süß und sauer), Schmand	20 g	0,2	0,2
Erdnußbutter, -mus	30 g	3	3

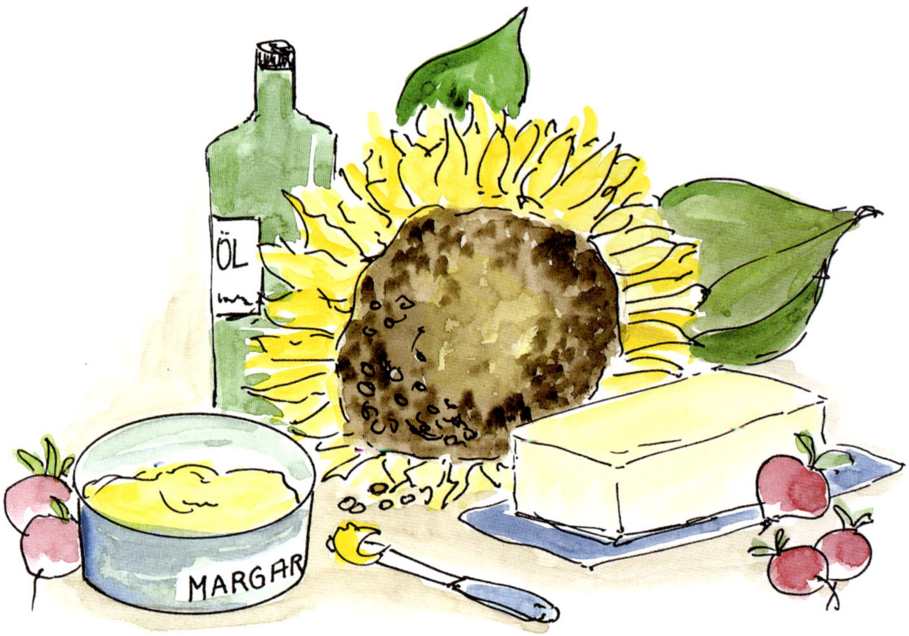

Was ist drin?

Fette und Öle enthalten kaum Kalium und Phosphat. Wegen ihres Energiereichtums sind sie besonders für Patienten mit Untergewicht zu empfehlen.
Jedoch gibt es unterschiedliche Fettqualitäten, die für die menschliche Ernährung von Bedeutung sind. Pflanzliche Öle und Margarinen mit vielen *einfach ungesättigten Fettsäuren* (Oliven-, Raps- und Leinöl) und *mehrfach ungesättigten Fettsäuren* (Distel-, Soja-, Sonnenblumenöl u.a.) sind wertvoller als tierische Fette, die vorwiegend *gesättigte Fettsäuren* und Cholesterin enthalten. Kokos- und Palmkernfett (Fritierfette) sind ebenfalls nicht empfehlenswert.
Auf Erdnußbutter oder -mus sollten Sie wegen des hohen Gehaltes an Kalium und Phosphat verzichten. Durchwachsener Speck (Dörrfleisch; Seite 40) enthält höhere Mengen an Kalium und Phosphat als Rückenspeck und ist stark gesalzen.

Praxistipps

Eine hochkalorische Kost läßt sich vor allem durch ausreichende Zugabe von Fett herstellen. Dazu folgende Vorschläge:

- **Sahne, flüssig oder geschlagen, für Getränke, Kuchen, Süßspeisen, Kompott, Eis, süße und pikante Soßen, Kartoffelbrei**
- **Margarine und Butter für Brote, Backwerk, Gemüse, Soßen, Kartoffeln, Reis, Nudeln, Pfannengerichte, Aufläufe**
- **Öl für Salatsoßen, Gebratenes**
- **Mayonnaise und Remoulade für Salatsoßen, panierten Fisch**
- **Rückenspeck für Rindsrouladen, Pfannengerichte und, vorher ausgelassen, für herzhafte Salate**
- **Crème fraîche, Schmand für Brotaufstriche, pikante warme Soßen, Salatsoßen**

Getränke

<table>
<tr><th></th><th>Portion</th><th>Kalium</th><th>Phosphat</th></tr>
<tr><td>Wasser, Mineralwasser,
Tee (Früchte, Kräuter, schwarz) (bis 2 g),
Bitter Lemon, Colagetränk, Limonade,
Zitronen-„Fruchtsaftgetränk“</td><td>150 ml</td><td rowspan="3">0,2</td><td rowspan="3">0,2</td></tr>
<tr><td>höherprozentige alkoholische Getränke
(Eierlikör, Fruchtsaftlikör, Klarer, Obstler,
Weinbrand, Whisky)</td><td>50 ml</td></tr>
<tr><td>Himbeersirup, Zitronensaft</td><td>15 ml</td></tr>
<tr><td>Bohnenkaffee (6 g), koffeinfreier Kaffee (6 g), löslicher Schnellkaffee (2 g),
Malzkaffee (Kaffee-Ersatz) (5 g),
reiner Heidelbeersaft, Birnennektar, Sauerkirschnektar, „Fruchtsaftgetränke“ (aus Beeren-, Stein- und Kernobst und aus Trauben), Apfelsaftschorle, Weinschorle</td><td>150 ml</td><td rowspan="2">1</td><td rowspan="2">0,2</td></tr>
<tr><td>Apfelwein, Fruchtwein,
Sekt, Wein</td><td>125 ml</td></tr>
<tr><td>Bier, (Iso-) Mineral-Drinks</td><td>200 ml</td><td>1</td><td>1</td></tr>
</table>

	Portion	Kalium	Phosphat
reine Säfte aus Ananas, Apfel, Birne, Brombeere, Erdbeere, Grapefruit, Himbeere, Orange, Sauerkirsche, Weintraube	150 ml	3	0,2
Milch und Milchgetränke, Sojadrink s. Milch Seite 52	150 ml	3	3
reine Säfte aus Mirabelle, Pfirsich, Pflaume, rote Johannisbeere, Sanddorn, Stachelbeere, Süßkirsche	150 ml	5	0,2
Gemüsesaft, Karottensaft, Rote-Bete-Saft, Sauerkrautsaft, Tomatensaft	150 ml	5	1
reine Säfte aus Aprikose, Banane, Holunder, Kiwi, Nektarine, schwarze Johannisbeere, Dicksäfte	150 ml	X	0,2
Spinatsaft	150 ml	X	1

Getränke

Was ist drin?

In Trinkwasser und Mineralwässern ist trotz des sehr unterschiedlichen Gehaltes an Mineralstoffen fast kein Kalium und Phosphat enthalten.

Cola enthält relativ wenig zugesetztes Phosphat (H_3PO_4), wie die Standard-Laboruntersuchung zeigt. Nach dem Genuß von Cola kommt es aber dennoch bei Dialysepatienten häufig zu einer Erhöhung des Phosphatspiegels im Blut. Ein eventuell in anderer Form gebundenes Phosphat läßt sich mit einfachen Laboruntersuchungen jedoch nicht erfassen. Eine weitere denkbare Ursache einer möglichen Phosphaterhöhung im Blut wäre die Ausschüttung bestimmter phosphathaltiger Verdauungssäfte, die nach dem Genuß von Cola freigesetzt werden. Hierbei stammt das Phosphat aus körpereigenen Speichern. Es wird von der Darmschleimhaut wieder entsprechend aufgenommen und führt folglich zum Phosphatanstieg im Blut.

Daher sollte bei Dialysepatienten, die phosphatempfindlich reagieren, der Genuß von Cola nur sehr beschränkt sein bzw. ganz vermieden werden.

Getränke, mit Ausnahme von Milch, enthalten kaum Phosphat, aber sehr unterschiedliche Mengen an Kalium.

Sekt enthält wesentlich weniger Kalium als Wein, muß aber trotzdem noch nicht mit einem Kaliumpunkt bwertet werden.

Als Faustregel gilt: Je höher der Anteil an Obstsaft, Gemüsesaft, Kräuterextrakten oder Kaffeepulver, desto höher der Kaliumgehalt.

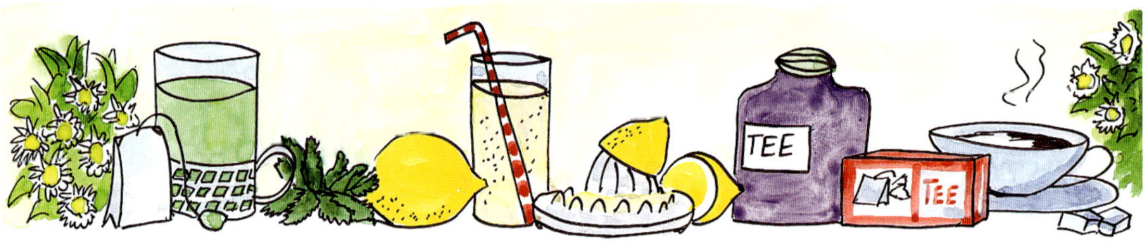

Für die Beurteilung des Fruchtsaftanteils in Getränken sind folgende gesetzliche Vorschriften hilfreich:

„Fruchtsäfte“	müssen zu 100 % aus Früchten hergestellt sein.
„Fruchtnektare“	müssen mindestens 50 % Fruchtsaft enthalten (bei Sauerkirschen weniger).
„Fruchtsaftgetränke“	müssen je nach Sorte mindestens 6 - 30 % Fruchtsaft enthalten.
“Limonaden“	müssen nur 3 % Saft aus Zitrusfrüchten enthalten.

Bei kalorienarmen Getränken ist nur Zucker reduziert, aber nicht Kalium und Phosphat.

Flüssigkeitsmengen werden meist in Litern (l) oder in Millilitern (ml = $^1/_{1000}$ l) angegeben.

20 ml	=	0,02 l	=	2 cl	=	1 Schnapsglas
125 ml	=	0,125 l	=	$^1/_8$ l	=	1 Weinglas
150 ml	=	0,15 l			=	1 Kaffeetasse
200 ml	=	0,2 l	=	$^1/_5$ l	=	1 kleines Bierglas

Die Mengen können in einem Meßbecher oder mit einer Waage bestimmt werden, denn 1 ml entspricht etwa einem Gramm (g). Beispiel: 150 ml = etwa 150 g.

Praxistipps

1. **Statt „Fruchtsäfte“ lieber „Fruchtsaftgetränke“ oder „Limonaden“ kaufen - „je billiger, desto besser!“**
2. **Die verschiedenen Fruchtgetränke und gesüßten Limonaden lassen sich auch sehr gut mit einem kleinen Schuß Mineralwasser verdünnen. Dann verringert sich zusätzlich der Kaliumgehalt und der Durst wird besser gestillt.**
3. **Kalter Früchtetee schmeckt im Sommer wie ein erfrischendes Saftgetränk (Rezept S. 100).**

C-Vitaminchen

(0,2 Kalium- und 0 Phosphatpunkte)

150 ml Mineralwasser
10 ml frisch ausgepreßter Zitronensaft
8 g Zucker

Vitaminschoppen

(2 Kalium- und 0,2 Phosphatpunkte)

75 ml frisch ausgepreßter Orangensaft
5 ml frisch ausgepreßter Zitronensaft
50 ml Mineralwasser
Zucker nach Geschmack

Kalter Früchtetee

(0,2 Kalium- und 0,2 Phosphatpunkte)

1 Beutel Früchtetee
Wasser
Zucker oder Süßstoff
wenig Zitronensaft

Teebeutel mit kochendem Wasser überbrühen, süßen, mit Zitronensaft abschmecken und kalt stellen.

Warmer Früchteteepunsch für kalte Winterabende

Grundrezept

1 Beutel Früchtetee
1 Beutel Glüh-fix (oder ersatzweise $^1/_4$ Zimtstange und 1 Gewürznelke)
Wasser
etwas unbehandelte Orangenschale
Zucker nach Geschmack

Die beiden Beutel mit kochendem Wasser übergießen und zusammen mit der Orangenschale ziehen lassen. Mit Zucker abschmecken, eventuell nochmals leicht erhitzen.

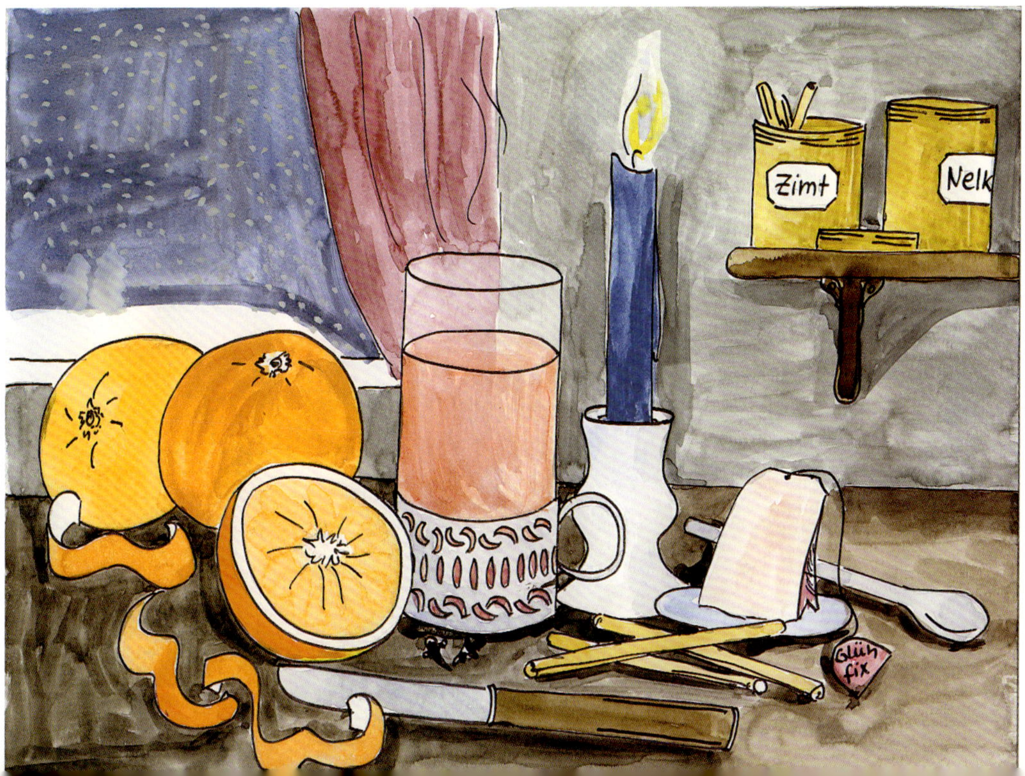

Tipps gegen den Durst

1. Empfehlenswerte, erfrischende Getränke

- Wasser und Mineralwasser (< 20 mg Natrium/Liter)
- Tee, besonders Pfefferminztee, Früchtetee, schwarzer Tee
- Wasser mit Zitronensaft
- Limonade mit Süßstoff, z. B. Bitter Lemon oder Zitronenlimonade
- Kaffee ohne Zucker (Kaliumgehalt beachten)

2. Wenig Salz und Zucker

- keine stark gesalzenen Speisen
- keine stark mit Zucker gesüßten Speisen und Getränke
- süße Säfte mit Wasser verdünnen
- Zucker durch Süßstoff ersetzen

3. Schleimhäute vor dem Austrocknen schützen

- Mund mit Wasser ausspülen, ohne es hinunterzuschlucken
- mit Mundspray erfrischen
- Lippen feucht halten mit Pflegestift oder Creme
- zuckerfreie Kaugummis kauen
- zuckerfreie Drops oder Bonbons lutschen (geeignet sind Vivil, Mentos und TicTac, Velamints u. a.)
- Zitronenecken aussaugen
- Eisstückchen aus dem Kühlfach (evtl. aus schwarzem Tee oder Wasser mit Zitronensaft); doch auch zehn Eiswürfel sind 0,2 Liter Flüssigkeit!
- Statt zu trinken eine Kleinigkeit essen, z. B. Brot mit Margarine
- keine Milch, denn sie macht bei vielen einen trockenen klebrigen Gaumen
- nicht mit offenem Mund atmen (wenn möglich)
- manche Medikamente hemmen den Speichelfluß; vielleicht weiß Ihr Arzt Abhilfe
- statt überheizter, trockener und verrauchter Räume für viel frische Luft sorgen und spazieren gehen

4. Trinken genießen

- langsam trinken, nicht herunterkippen. Dabei helfen sehr heiße oder sehr kalte Getränke, die außerdem die Geschmacksnerven stärker reizen.
- nicht aus Gewohnheit zu bestimmten Zeiten trinken; nach einer guten Dialyse (wenig Flüssigkeitsentzug, richtiges Natrium im Dialysat, nicht zu niedriges Sollgewicht) sollte der Durst nicht sehr groß sein. Darum am ersten Tag danach mit dem Trinken möglichst lange warten. Was so eingespart wird, kann dann am folgenden Tag, wenn der Durst größer wird, zusätzlich getrunken werden.
- Medikamente mit dem Essen einnehmen und nicht mit den kostbaren Getränken hinunterspülen
- kleine schlanke Gläser und Tassen nehmen (bauchige haben mehr Inhalt)

5. Keinen ständigen Kult ums Trinken machen

Wer sich zum Beispiel jede halbe Stunde einen Eiswürfel gönnt, beschäftigt sich fast ständig mit seinem Durst, denn, auch wenn er zwischendurch nicht an seinem Eis lutscht, wartet er darauf, wieder an den Kühlschrank gehen zu dürfen.

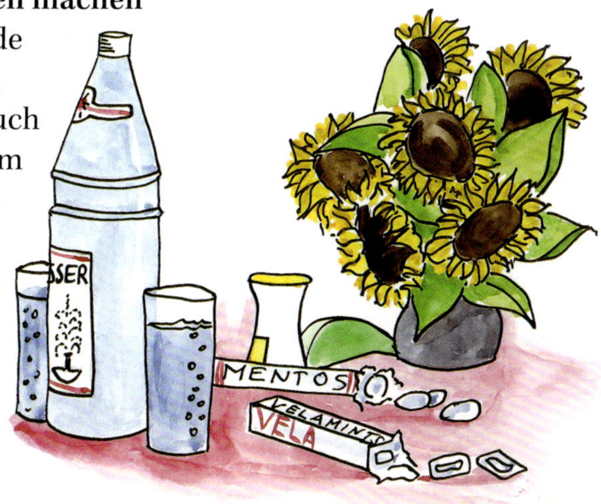

6. Auf eine gute Blutzuckereinstellung achten

Erhöhte Blutzuckerwerte rufen Durstgefühl hervor.

Sich im Beruf, beim Hobby oder in Gesprächen aktiv mit etwas anderem beschäftigen, läßt den Durst am besten vergessen.

Tageskostplan

	Anzahl und Größe der Portionen	Kalium-punkte	Phosphat-punkte
Kalte Mahlzeiten			
(Vom Frühstück bis zum Abendbrot)			
Weißbrot	50 g	1	1
Weizen-Vollkornbrot	50 g	1	1
Mischbrot	2 x 50 g	2 x 1	2 x 1
Diät-Margarine, Butter	50 g	0,2	0,2
Konfitüre	50 g	1	0,2
Quark	40 g	1	1
Weichkäse	40 g	1	3
Wurst	40 g	1	1
frische Gurke	100 g	1	1
Frischobst, kaliumarm	100 g	1	0,2
Kuchen, kaliumarm	1 Stück	1	1
Sahne	3 x 20 g	3 x 0,2	3 x 0,2
Warme Mahlzeit (mit Nachtisch)			
Fleisch, geschmort	120 g	3	5
Gemüse, gekocht	150 g	3	1
Kräuter, frisch	5 g	1	0,2
Kartoffeln, optimal gewässert und gekocht	180 g	3	1
Öl, Margarine zum Kochen, Braten und für Salat	15 g	0,2	0,2
Kompott, kaliumarm	100 g	1	0,2

	Anzahl und Größe der Portionen	Kalium-punkte	Phosphat-punkte
Getränke			
Bohnenkaffee	150 ml	1	0,2
Mineralwasser	150 ml	0,2	0,2
Limonade; Tee	150 ml	0,2	0,2
Zucker	20 g		
Summe		24,4	20,4

Dieser Tageskostplan enthält etwa

1900 mg	Kalium	(24,4 Kaliumpunkte	x 75 mg)
1100 mg	Phosphor	(20,4 Phosphatpunkte	x 50 mg)
72 g	Eiweiß		
2400	Kilokalorien		
26 g	Ballaststoffe		
	viele Vitamine aus frischen Produkten		
ca. 1 l	Wasser durch die Zufuhr fester Speisen (Getränke nicht einbezogen)		

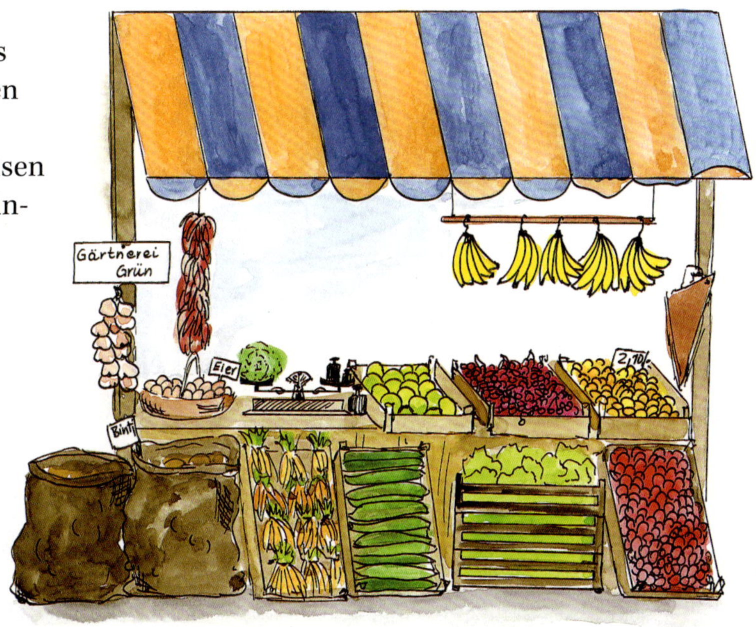

Empfehlenswerte Gerichte

1. **Hühner- oder Kalbsfrikassee mit Soße**
   Reis
   Eisberg- oder Kopfsalat, Essig-Öl-Soße (Rezept S. 83)
   Ananaskompott

2. **Sauerbraten mit Soße**
   gekochtes Rotkraut ohne Flüssigkeit
   Spätzle
   Apfelmus

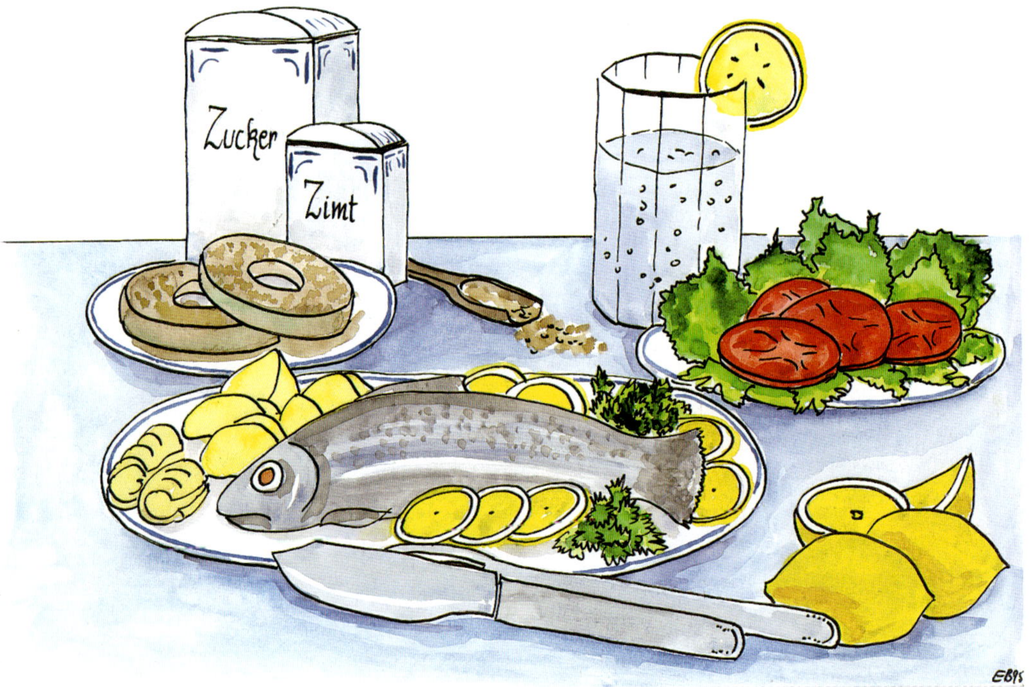

3. **Schweineschmorbraten mit Kümmel**
   gekochte Kartoffeln (Praxistipp S. 72)
   Bohnensalat mit saurer Sahne (Rezept S. 83)
   Sahne-Mandel-Flammeri (Rezept S. 55)

4. **Paniertes Schnitzel, Zitronenecke**
   Nudeln
   Salat
   2 Kugeln Eiscreme

5. **Karpfen mit zerlassener Butter**
   gekochte Kartoffeln (Praxistipp S. 72)
   Salatteller
   2 Apfelbeignets mit Zimt und Zucker (Rezept S. 64)

6. **Eieromelett mit Spargelfüllung**
   Butterkartoffeln (Praxistipp S. 72)
   frische Erdbeeren

7. **Nudel- oder Reissalat**
   mit Essig-Öl-Soße oder saurer Sahne (Rezept S. 83)

8. **Milchreis mit Sahne und Wasser gekocht** (Praxistipp 1, S. 54)
   Pfirsichkompott ohne Saft

9. **Pfannkuchen mit Marmeladenfüllung**
   (Rezept S. 64)

10. **Gebackener Camembert mit Preiselbeeren**
    dazu Toastbrot mit Butter

Lieblingsgerichte müssen nicht verboten sein

Wie durch geschickte Auswahl und Zubereitung Kalium gespart wird.

weniger empfehlenswert	Kaliumpunkte pro Portion		empfehlenswert
Gegrilltes Hähnchenfleisch Pommes frites	23	6	**Gegrilltes Hähnchenfleisch** Reis
Steak Kroketten Broccoli	18	9	**Steak** Spätzle Prinzeßbohnengemüse
Schnitzel Spargel Kartoffeln	11	6	**Eieromelett (2 Eier)** Spargel gekochte Kartoffeln (Praxistip S. 72)
Frikadelle Kartoffelbrei Rote-Bete-Salat	13	7	**Klopse ohne eigenen Saft** Kartoffelbrei (Rezept S. 73) Gurkensalat
Brötchen mit Bratwurst	4	2	**Brötchen mit gekochtem Schinken oder Wurst- oder Käsebelag**
Panierter Seelachs (100 g) Kartoffelsalat	10	7	**Gekochter Schellfisch ohnc Sud (150 g)** gekochte Kartoffeln (Praxistip S. 72) Kopfsalat

weniger empfehlenswert	Kaliumpunkte pro Portion		empfehlenswert
Toast mit Camembert und Tomate	5	3	**Toast mit Camembert und Preiselbeeren**
Brötchen mit Nuß-Nougat-Brotaufstrich	4	2	**Brötchen mit Gelee**
60 g Müsli, Milch, Zucker	5	4	**50 g Cornflakes, Milch, Zucker**
Pflaumenkuchen	3	1	**Heidelbeerkuchen**
Vanillepudding mit Milch zubereitet	3	1	**Vanillepudding mit Sahne-Wasser-Gemisch zubereitet** (Rezept S. 55)
Apfelsaft	3	1	**Apfelsaftschorle**
Schokolade	3	1	**2 Kugeln Eiscreme oder Kekse**

Was kann ich im Restaurant oder Café bestellen?

Speisen und Getränke	Worauf muß ich aufpassen?	Vorschlag
Vorsuppe		meiden, auch wegen Flüssigkeit und Salz
Fleisch, Fisch	Kalium, Phosphat	möglichst gekocht, sonst kleine Portion. Wenig oder keine Soße, evtl. aber Mayonnaise
Eier (2 Stück)	Phosphat	zu empfehlen, weil weniger Kalium als bei Fleisch und Fisch, aber gleich viel Phosphat
Gemüse	Kalium	zu empfehlen sind kaliumarme Gemüse (Tabelle S. 74), möglichst gekocht (warm oder als Salat), ohne Gemüsebrühe
Salat	Kalium	zu empfehlen sind kaliumarme Salate (Tabelle S. 74)

Speisen und Getränke	Worauf muß ich aufpassen?	Vorschlag
Nudeln, Reis		sehr zu empfehlen, auch als Ausgleich zu kaliumreichen Speisen
Salzkartoffeln	Kalium	wenn schon, dann kleine Portion
Pommes frites **Bratkartoffeln** **Folienkartoffeln** **Pellkartoffeln** **Kartoffelsalat**	Kalium!	Verzichten! Dafür Reis, Nudeln, Brot, Semmel- oder Kartoffelknödel, Blätterteigpastetchen
Eiscreme		2 Kugeln, alle Sorten erlaubt
Obst	Kalium	zu empfehlen ist kaliumarmes Obst (Tabelle S. 88), möglichst als Konserve, ohne Saft
Kuchen, Torten	Kalium	zu empfehlen sind alle Teigarten ohne Belag oder mit Heidelbeeren, Sauerkirschen, Pudding, Quark oder Sahne (Tabelle S. 58)
Getränke		möglichst Mineralwasser, Tee, Limonade oder Zitronen-"Fruchtsaftgetränk" Kaffee und Bier enthalten mehr Kalium, sind aber auch erlaubt (Tabelle S. 96)

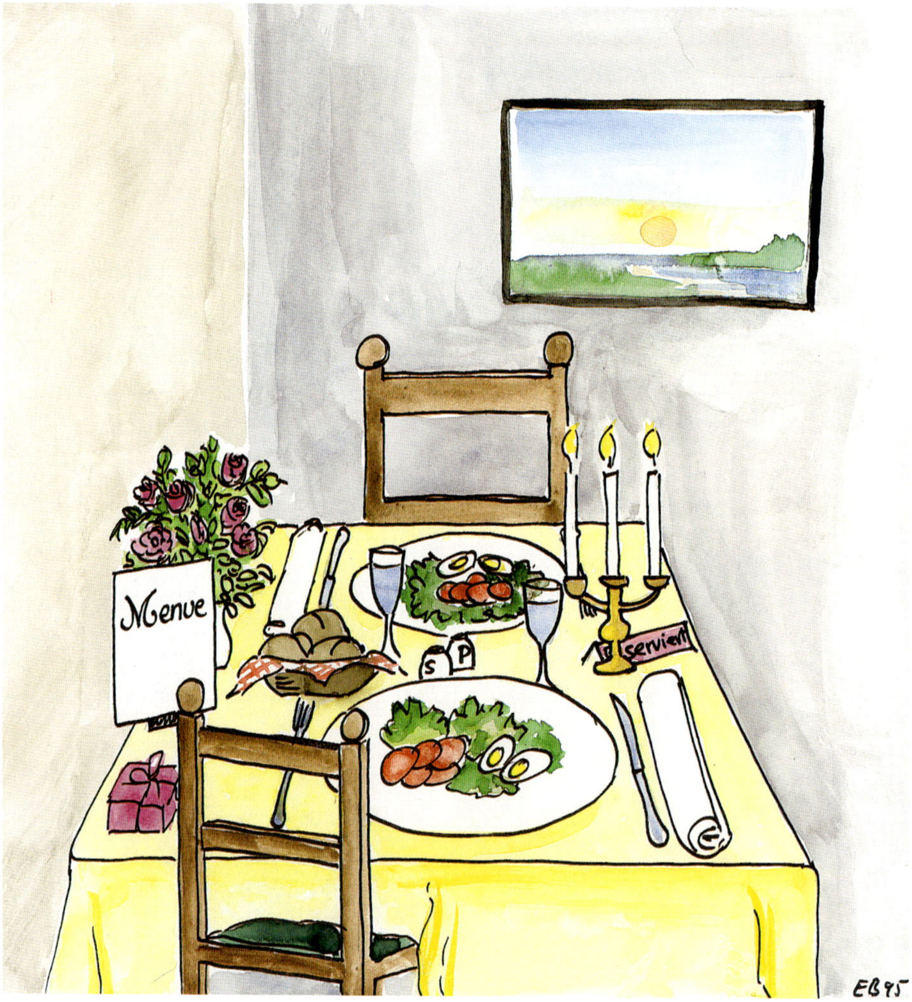
Menue
S
P
serviert
EB95

Selbsthilfe durch Vereine für Dialysepatienten

Der Bundesverband der
„Dialysepatienten Deutschlands e. V."
vertritt die Interessen von chronisch Nierenkranken, Dialysepatienten und Nierentransplantierten.

Sie erreichen ihn unter folgender Anschrift:
Dialysepatienten Deutschlands e. V.
Weberstraße 2
55130 Mainz
Tel.: 0 61 31 - 8 51 52
Fax: 0 61 31 - 83 51 98
Internet: http://www.Dialysepatienten-Deutschlands.de
E-Mail: Geschaeftsstelle@BNeV.de

In diesem Bundesverband sind nur Patienten**vereine** vertreten. Sie können dort nach dem für Sie zuständigen Landes- oder Regionalverein fragen, in dem Sie Mitglied werden können und dann neben vielen anderen Leistungen auch achtmal pro Jahr die Zeitschrift „der dialysepatient" erhalten.

Lebensmitteltabelle anrechnungspflichtiger Kohlenhydrate

Die nachstehende Tabelle beinhaltet weitgehend die im Buch genannten Kohlenhydratträger. Angegeben werden dabei die jeweiligen Portionsgrößen und ihr entsprechender Kohlenhydratgehalt in Broteinheiten (BE). Eine BE, auch als Kohlenhydrateinheit (KHE/KE) bezeichnet, entspricht einer Schätzgröße von
10 bis 12 g Kohlenhydraten.
In dieser Tabelle entspricht 1 BE 10 g Kohlenhydrate. Nicht immer wird hierbei die Geschwindigkeit des Blutzuckeranstieges nach dem Verzehr des einzelnen Lebensmittels berücksichtigt.

Die BE-Angaben der jeweiligen Portionen sind nach dem Kohlenhydratgehalt entsprechend größenabhängig gestaffelt:

- 1 bis 3 g Kohlenhydrate sind in der BE-Spalte mit einem „+“ vermerkt, das heißt, sie werden nicht angerechnet, weil die Portion in nur geringem Maße Kohlenhydrate enthält.
- 4 bis 7 g Kohlenhydrate entsprechen „0,5“ BE.
- 8 bis 10 g Kohlenhydrate entsprechen „1“ BE.
- Nicht angegeben sind Lebensmittel mit durchkreuztem Kalium- oder Phosphatpunkt sowie Frucht- und Gemüsesäfte mit 5 Kaliumpunkten.

	Portions-größe in g	BE pro Portion
Milch Seite 52		
Milch, Dickmilch, Joghurt, Kefir, Buttermilch	150	0,5
Sojadrink	150	+
Kakaogetränk, gesüßt	150	1
Sahne-Wasser-Gemisch	150	+
ReisDrink (Reformhaus)	150	1,5
HaferDrink (Reformhaus)	150	0,5
Kaffeeweißer	5	+
Kaffeesahne	15	+
Kondensmilch, ungezuckert	15	+
Brot, Mehl, Nudeln, Reis, Müsli, Puddingpulver Seite 58 + 59		
Weißbrot, Weizenmischbrot	50	2,5
Weizenvollkornbrot, Laugenbrezel	50	2
Brötchen, Semmel	50	3
Weizenmehl, Type 405, Zwieback, Kräcker	50	3,5
Käsegebäck (Blätterteig)	50	1
Salzstangen, Cornflakes	50	4
Roggenvollkornbrot	30	1

	Portionsgröße in g	BE pro Portion
Knäckebrot, Müsli-Mischung, Roggenvollkornmehl, Grünkern (roh)	30	2
Vollkornzwieback, Haferflocken, Müsliriegel	30	1,5
Kekse, gemischt	50	3
Butterkeks	30	2
Nudeln (roh), Graupen (roh)	70	5
Reis (roh)	70	5,5
Blätterteigpasteten	70	3
Semmelknödel	100	3
Grieß, Paniermehl	10	0,5
Stärkemehl, helles Puddingpulver	7	0,5
Schokopuddingpulver	10	0,5
Kartoffeln **Seite 70**		
Kartoffeln	180	2,5
Kartoffelknödel (halb + halb, fertig zubereitet)	180	4
Kartoffelpüree (mit 30 g Kartoffelflocken zubereitet)	180	2,5
Gemüse **Seite 74 + 75**		
Hinweis: anrechnungsfrei bis auf:		
Erbsen- und Möhrengemüse	100	+

	Portions-größe in g	BE pro Portion
Mais, Dose Linsen und Erbsen, getrocknet (* Blutzuckeranstieg muß ausgetestet werden)	100 40	1,5 1 - 2*
Kräuter, Gewürze, Salatsoßen, Pilze Seite 78 + 79		
Tomatenketchup	15	0,5
Tomatenmark	15	+
Salatcreme, 35 % Fett Salatsoße mit Joghurt oder saurer Sahne	50 50	0,5 +
Obst, Nüsse, Samen Seite 86 + 87		
roh, tiefgekühlt oder ungezuckerte Konserve		
Apfel, Birne, Sauerkirsche Erdbeere, Heidel-, Preiselbeere Sanddorn	100 100 100	1 0,5 +
Ananas, Reineclaude, Mandarine, Grapefruit, Orange, Pfirsich, Pflaume, Süßkirche, Wassermelone Brombeere, Stachelbeere, Himbeere, rote Johannisbeere Mirabelle, Weintraube	100 100 100	1 0,5 1,5

	Portions- größe in g	BE pro Portion
Aprikose, Kiwi, Honigmelone, Nektarine	100	1
Banane	100	2
schwarze Johannisbeere	100	0,5
Trockenobst	50	3,5
alle Nüsse (hoher Fettgehalt, „+“ bis 50 g)	50	+
Süßes **Seite 90**		
weißer Zucker	5	0,5
Bienenhonig	20	1,5
Fruchtzucker, Sorbit (* entsprechend der Blut- zuckerwirksamkeit anrechnen, da nur geringfügig Blut- zucker-erhöhend)		*
Kaugummi ohne Zucker	-	+
Bonbons	20	2
Gelee, Konfitüre, Marmelade	50	3
Kalorienreduzierte Konfitüre	50	1
Fruchtgummi, Geleefrüchte	50	4
Karamellen	50	4,5
Fruchteis	50	1,5
Milchspeiseeis (2 Kugeln)	80	1,5
Popcorn, Mohrenköpfe	50	3,5
Puffreis, Pralinen	50	4
Pflaumenmus	50	2,5

	Portionsgröße in g	BE pro Portion
Marzipan, Nuß-Nougat-Brotaufstrich, helle und dunkle Schokolade	50	3
Fette **Seite 94**		
Crème fraîche, Schmand, Remoulade, Sahne, süß und sauer	20	+
Erdnußbutter, -mus	30	0,5
Getränke **Seite 96**		
Hinweis: Bis zu 2 Gläser eines alkoholischen Getränkes sind anrechnungsfrei; diese zu einer Mahlzeit einnehmen; darin vorkommende Kohlenhydrate sind kein Ersatz für die Kohlenhydrate einer normalen Mahlzeit (z. B. Brot, Reis)		
Bitter Lemon, Cola (mit Zucker),	150	1,5
Limonade (mit Zucker)	150	2
Zitronen-"Fruchtsaftgetränk" (mit Süßstoff), kalorienarme Limonade mit max. 8% Saftgehalt, Light-Getränke	150	+
Eierlikör, Fruchtsaftlikör	50	1,5
Klarer, Obstler, Weinbrand, Whisky	50	+

	Portionsgröße in g	BE pro Portion
Himbeersirup	15	1
Zitronensaft	15	+
Birnennektar (mit Zucker), „Fruchtsaftgetränke“ aus Beeren-, Stein- und Kernobst, mit Zucker)	150	2
Apfelsaftschorle (1:1)	150	1
Weinschorle (halbtrocken; 1:1)	150	+
Apelwein	125	+
Fruchtwein	125	0,5
Wein, Sekt (trocken)	125	+
Bier (Pils, Export)	200	0,5
Malzbier	200	2
reine Säfte aus		
Ananas, Apfel	150	2
Brombeere, Erdbeere, Himbeere	150	1
Grapefruit, Orange, Sauerkirsche	150	1,5
Weintraube	150	2,5
Milch und Milchgetränke, Sojadrink, siehe Tabelle Milch S. 52	S. 115	S. 117

Literaturhinweise und Buchempfehlung

I. Elmadfa, W. Aign, E. Muskat, D. Fritsche
Die große GU Nährwert-Kalorien-Tabelle
Gräfe und Unzer Verlag, 1995/96 sowie 2000/01

H. und B. Heseker
Die aktuelle Umschau Nährwert- und Kalorientabelle
Umschau/Braus-Verlag 1993 sowie 3. Auflage

H. Quirin
Ernährungsfibel für Dialysepatienten
Gry-Pharma GmbH, Postfach 1206, 79196 Kirchzarten

H. Eder
Bunte Küche für Dialysepatienten
Kirchheim-Verlag, Mainz, 3. Aufl. 2007
ISBN 978-3-87409-427-6; 23,- €

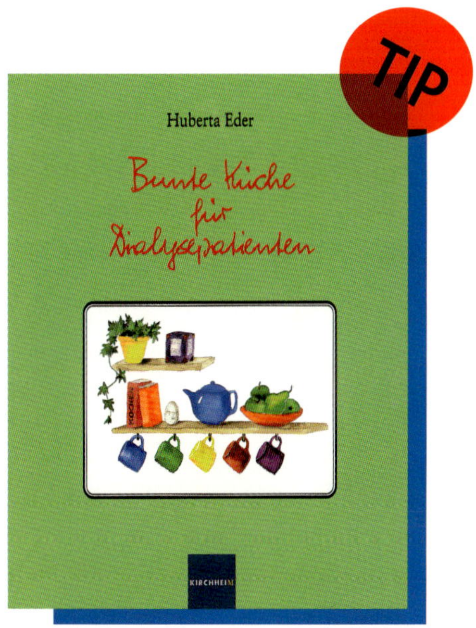

Das Kochbuch „Bunte Küche für Dialysepatienten“ bietet Ihnen viele patientenorientierte Koch- und Backrezepte. Es vermittelt wesentliche Grundlagen zur allgemeinen Ernährung und alltäglichen Küchen- praxis. Der Nährwertgehalt ist pro Portion angegeben.
Mit diesem Kochbuch lernen Sie, wie Sie Ihre Diät sinnvoll und abwechslungsreich zusammenstellen und zubereiten. **Guten Appetit!**

Verzeichnis der Rezepte

Fleisch	Gekochtes Rindfleisch mit Dillsoße	38
	Schmorbraten mit brauner Soße	39
Sülze	Gemüsesülze mit Remouladensoße	43
Fisch	Fischsalat	46
	Thunfischsalat	47
Quark	Erdbeerquark	51
	Pikanter Quark zum Mittagessen	51
Milch	Vanillepudding	55
	Karamelpudding	55
Ei	Eiersalat	57
Reis, Nudeln, Müsli , Kuchen	Reissalat mit Geflügel oder gekochtem Schinken	62
	Bunter Nudelauflauf	63
	Pfannkuchen zum Sattessen	64
	Ananasbeignets	64
	Müsli	64
	Cornflakes mit Fruchtmilch	65
	Sandwaffeln	65
Backtrieb-mittel	Grundrezept für einen Teig mit Backpulver-Ersatz aus Natron und Essig	68
	Kleiner Dialysekuchen mit Backpulver-Ersatz aus Natron und Zitronensaft	69
	Prickelnde Brausetörtchen	69

Kartoffeln	Kartoffelbrei	73
	Kartoffelsalat	73
Gemüse	Gemüse mit heller Grundsoße	77
	Dicker Gemüseeintopf	77
Gewürze	Würzkonzentrat als Geschmacksgeber für warme Soßen	82
Salatsoßen	Essig-Öl-Soße mit Schnittlauch	83
	Salatsoße mit saurer Sahne	83
	Remouladensoße	84
	Sahne-Salatsoße	84
	Frankfurter Grüne Soße mit Ei	85
	weitere Soßen bei Fleisch, Fisch, Ei, Brot/Reis, Kartoffeln, Gemüse und Obst	
Obst	Tortenguß	89
	Gedünsteter Apfel mit Vanillesoße	89
Süßes	Haferkrokant	93
	Eisbecher Pfirsich Melba	93
Getränke	C-Vitaminchen	100
	Vitaminschoppen	100
	Kalter Früchtetee	100
	Warmer Früchteteepunsch für kalte Winterabende	101